全国高职高专卫生部规划教材
供医疗美容技术专业用

美容心理学

主　编　张渝成
副主编　李丽华　兰小彬
编　者（以姓氏笔画为序）
兰小彬（雅安职业技术学院）
江领群（重庆医药高等专科学校）
刘金泉（山西大同大学医学院）
李小毳（黑龙江省卫生学校）
李丽华（黑龙江护理高等专科学校）
李雪飞（大连医科大学高等职业技术学院）
李莲英（平凉医学高等专科学校）
张渝成（重庆医药高等专科学校）
赵　霞（大连医科大学美容医学院）

人民卫生出版社

图书在版编目（CIP）数据

美容心理学/张渝成主编. —北京：人民卫生出版社，2010.6

ISBN 978-7-117-12917-6

Ⅰ.①美…　Ⅱ.①张…　Ⅲ.①美容-医学心理学-高等学校：技术学校-教材　Ⅳ.①R395.1

中国版本图书馆CIP数据核字（2010）第078804号

美容心理学

主　　编： 张渝成
出版发行： 人民卫生出版社（中继线 010-59780011）
地　　址： 北京市朝阳区潘家园南里19号
邮　　编： 100021
E - mail： pmph @ pmph.com
购书热线： 010-59787592　010-59787584　010-65264830
印　　刷： 北京虎彩文化传播有限公司
经　　销： 新华书店
开　　本： 787×1092　1/16　**印张：** 10
字　　数： 243千字
版　　次： 2010年6月第1版　2024年11月第1版第13次印刷
标准书号： ISBN 978-7-117-12917-6/R·12918
定　　价： 17.00元

出版说明

全国高职高专医疗美容技术专业卫生部规划教材于2009年3月启动编写，主干教材共13种。编写原则是以专业培养目标为导向，以职业技能培养为根本，力求体现高职高专教育的特色，内容以“必需、实用”为度，特别强调基本技能的培养，力求将相关内容写细、写透，使学生毕业后能独立、正确处理与专业相关的临床常见实际问题。

依据目前高职院校实际开设的课程以及课时数情况确定教材的种类及字数。为了增强学习效果，《美容人体解剖学》、《美容皮肤治疗技术》、《美容牙科技术》、《医疗美容技术》、《美容中医技术》、《美容医学造型艺术设计》教材配了视听内容丰富的光盘；《医学美学概论》、《美容人体解剖学》、《美容皮肤治疗技术》、《美容中医技术》、《美容化妆品》、《美容医学造型艺术设计》教材配有实训教程；《医疗美容技术》、《美容医学伦理学》教材配有学习指导及习题集。

教材的主编和编者是来自全国各地教学一线的专家学者。在卫生部教材办公室和全国高职高专相关医学类教材评审委员会的组织和指导下，对编写内容的科学性、适用性进行了反复的修改，对教材的体例和形式也进行了规范，以便于师生在教学中参考。

教材目录

医学美学概论	主　编　欧阳学平	副主编　段　渠　王诗晗
美容人体解剖学	主　编　王向义	副主编　章培军　王　岩
美容心理学	主　编　张渝成	副主编　李丽华　兰小彬
美容药物学	主　编　秦红兵	副主编　吴正平　张景云
美容外科学概论	主　编　黎　冻	副主编　顾劲松　吕金陵
美容皮肤治疗技术	主　编　边二堂	副主编　温树田　胡晓军
美容牙科技术	主　编　张秀华	副主编　张　蓉　于　江
医疗美容技术	主　编　裘名宜	副主编　陈嬡嬡　孙林潮
美容中医技术	主　编　刘　宁　聂　莉	副主编　江　琼　王德敬
美容化妆品	主　编　黄丽娃	副主编　李发胜　张春娜
美容医学造型艺术设计	主　编　于　江	副主编　张秀丽　奚晶晶
美容医学伦理学	主　编　奚　红	副主编　李春巧　刘月岩
美容营养学	主　编　晏志勇	副主编　柴茂山　徐　凤　李雪飞

前　言

《美容心理学》是全国高职高专医疗美容技术专业卫生部规划系列教材之一。本教材编写以教育部关于教材编写的五性(即思想性、科学性、先进性、启发性和实用性)为基本原则,力求科学严谨、简明扼要、注重理论联系实际,强调实用性和对临床工作的指导性。因此,在编写时笔者根据医疗美容技术专业高职高专层次培养目标的要求,尽量精简理论,以掌握概念、强化应用为目的。在理论介绍方面,以必须、够用为度。在基本能力方面,以培养高级技术应用型人才为目标,以学生就业为导向,以实用为宗旨和特征,强调可操作技能的培养和训练,并尽量使其具有鲜明的职业特征,使教学内容与职业需求紧密配合,使实践教学与职业岗位紧密接触。所以,本书的最大特点是实用性突出和通俗易懂,使学生掌握的知识、技能能在实际工作中得到应用,并能切实解决工作中的问题。

全书约20万字,共13章,建议教学学时36～40学时。第一章至第七章,是美容心理学基础知识部分。包括绪论、美容心理学基础知识、容貌形体审美心理、体像与美容心理、求美动机与行为、美容社会心理、容貌缺陷心理。第八章至第十三章,是美容心理学应用知识部分。主要内容有美容心理评估与咨询、美容心理障碍的治疗、人格障碍与美容心理、美容与神经症、美容与心身疾病、美容心理护理。这部分内容突出了高职高专层次的培养特色,可操作性强。

本教材在编写过程中数易其稿,参阅了大量的参考文献,内容上增加了一些当前美容心理学研究的最新进展,真正做到使学生能学以致用。本书不仅适合高职高专医疗美容技术专业的学生学习,也适合美容医学机构的医务工作者和相关专业人员阅读和参考。

由于美容心理学研究和教材建设刚刚起步,学科体系和内容相对不太成熟,以及编者的水平有限,书中可能还存在不足,希望同行专家和广大读者批评指正,以便将来进一步修改完善。

张渝成

2010年3月

目　录

1 第一章 绪论

美容医学与心理学有着十分紧密的联系。美容医学的目的是为了引发自我及他人心中的美感，而美的概念形成以及对美的判断是一个心理过程。在美容医学临床实践中有相当多的求美者并非传统意义上的患者，他们当中的很多人甚至在容貌上没有任何缺陷，而是因为出于爱美、追求时尚或是由于某些特殊原因为自己容貌感到焦虑而就医。在这些求美者中，心理异常或心理不健康的发生率远远高于一般人群。美容医学的效果不是以单纯的症状解除、功能改善为标准，而是与求美者的心理因素密切相关。因此，在生物-心理-社会医学模式下学习和掌握美容心理学的理论与技能，既可改善求美者的情绪状态，提高其生活质量，有利于求美者康复，又可以帮助美容医疗工作者在临床工作中减少医患之间的纠纷，这对美容医学工作者来说有着非常重要的意义。

第一节　美容心理学概述

一、美容心理学与相关学科

（一）美容心理学的概念

美容心理学（cosmetic psychology）是运用心理学和医学心理学的基础知识，以美容特别是医学美容实践为应用领域，研究求美者的心理现象及其规律，并有针对性地进行心理评估、心理咨询和心理治疗的学科。美容医学中的求美者是一类以求美为目的来美容医疗机构就医的人群。他们当中有些人并没有躯体器官病变和功能障碍，也就是说是一种非疾病状态，他们是主动追求自身美化而就医的人。他们当中也有一些人是因患有损容性疾病而就医。他们期待在保证健康的前提下，通过医学手段进行面型和体型静态美和动态美的塑造，以求优化身心审美状态，延缓自然衰老，提高生活质量，更好地适应工作、生活、家庭、恋爱等方面的需要。美容医学中的求美者是美容医学服务的基本对象。

美容心理学涉及普通心理学、医学心理学、美容学、美容医学、社会心理学、发展心理学等多个学科领域，是一门交叉学科。联系较为密切的有临床心理学、病理心理学、社会心理学和审美心理学等学科。

（二）美容心理学与美容医学的关系

1. 美容心理学与美容医学的联系

（1）美容心理学为美容医学实践提供心理学的依据：在美容医学实践中，对求美者心理与人格的准确评估，对美容手术的实施具有非常重要的作用。美容医学临床实践中有一些容貌存在缺陷的人，或是由于特殊原因为自己容貌而感到焦虑的人，希望通过寻求美容医学的帮助修复其容貌缺陷或解除其焦虑心理，在美容医学实践中如不注意其特殊的心理需求，可能美容手术本身效果很好，但求美者仍不满意，从而导致医疗纠纷。所以，只有准确掌握求美者的心理活动规律，才能有针对性地进行美容医学活动，提高美容医学的实际效果。而美容心理学是研究美容医学过程中人的心理活动的特点与规律，为美容医学活动的实施提供心理学的依据，对促进美容医学理论与临床实践发展具有积极意义。

（2）美容医学是美容心理学研究的基础与前提：美容心理学研究不能离开美容医学实践活动，美容心理学的理论体系是建立在美容医学活动基础上的，是对美容医学实践活动中美容理论的总结和美容医学过程中人的心理活动的抽象概括。美容心理学的研究要符合美容医学活动的需要，并与美容医学实践活动紧密结合，付诸美容医学实践，才能保证其效果。

2. 美容心理学与美容医学的区别

（1）研究对象不同：美容医学是医学的组成部分，是以人体美学理论为指导，通过手术、药物等医疗手段来修饰、完善或保持和重塑人的容貌与形体的学科。美容医学的研究对象是人的形体美以及维护、修复、再塑形体美的一切医学技术的基础理论与临床实践。美容心理学是应用心理学的分支学科，是以求美者的心理发生、发展过程为研究对象，是通过心理咨询、心理治疗等心理学手段，解决求美者的心理问题或心理障碍。

（2）研究的重点不同：美容医学着重于研究美容的医学问题，美容心理学侧重研究美容医学实践中求美者的心理活动过程和规律。

（三）美容心理学与理论心理学的关系

1. 发展心理学（developmental psychology） 是研究个体从受精卵开始到出生、成熟、衰老的生命过程中，心理发生、发展的特点和规律。简言之，发展心理学就是研究个体毕生心理发展的特点和规律。在美容心理学中，要应用发展心理学的理论，研究审美认知发展的年龄特征，审美心理的发展；研究个体社会性发展的年龄特征，包括兴趣、动机、情感、价值观、自我意识、人格等，其中对人格的年龄特征的研究是最重要的一环；研究个体体像的形成和发展规律。

2. 人格心理学（personality psychology） 是研究个体人格发展、人格结构、人格动力、人格改变及其规律的学科。人格心理学是美容心理学研究中最重要的基础心理学学科之一。人的形体容貌与人格的形成有密切的关系，美容医学的复杂性不仅来自于医学技术日新月异的发展和求美者需求的多样化，而且来自于求美者复杂的人格特征，如一些从纯技术角度看来非常成功的美容外科手术，求美者却对手术效果并不满意，这是其人格的复杂性所致。所以，对求美者进行人格特征的评估与研究显得非常重要。

3. 社会心理学（social psychology） 是从社会与个体相互作用的观点出发，研究特定社会生活条件下个体心理活动发生、发展及其变化规律的一门学科。由于容貌美具有明显的社会心理特征，所以容貌美具有社会心理学的意义，还有美容本身就是一定社会心理背景的产物，所以社会心理学与美容心理学有着密切的关系。

4. 病理心理学（abnormal psychology） 又称变态心理学，是按照心理学的原理和方法探讨精神疾病异常心理现象的规律及其在实际领域的应用。美容心理学运用病理心理学的理论，研究体像障碍为核心的种种病态求美行为和病态心理，研究美容因素导致的各种精神障碍。

5. 审美心理学（aesthetic psychology） 是研究人在审美过程中的心理活动规律的心

理学分支学科。美容心理学主要涉及容貌审美的心理学问题，还包括审美感觉、审美知觉、审美想象、审美情感等。

（四）美容心理学与应用心理学的关系

1. 医学心理学（medical psychology） 是将心理学的理论应用于医学领域，研究心理因素在人的健康和疾病及其转化过程中作用和规律的学科，是心理学与医学相结合而产生的一门学科。其相关学科有神经心理学、临床心理学、心理诊断学、心理治疗学、咨询心理学、健康心理学、护理心理学、缺陷心理学、心身医学和病理心理学等。美容心理学与医学心理学既是一种从属关系，又是一种并列关系，美容心理学与医学心理学在内容上有一定的同一性，但又具有特殊性。

2. 咨询心理学（counseling psychology） 主要是应用心理学的知识和方法，帮助人们解决学习、工作、生活、疾病和康复等方面出现的心理问题，以使其更好地适应环境，保持身心健康。在美容医学实践中由于求美者的心理障碍或心理不够健康发生率相当高，而且很多求美者从根本上说对美的需求是由于病态的动机所驱使，因此，心理咨询配合美容手术或单独进行心理咨询，对求美者是很有必要的。

3. 心理评估（psychological assessment） 应用多种方法所获得的信息，对个体某一心理现象作全面、系统和深入的客观描述。常用的心理评估方法有观察法、会谈法、心理测验法等。美容医学心理评估实际上是美容医学诊断的重要组成部分，美容医学是除精神医学以外，所面对的人涉及心理问题最多的临床医学，因此，心理评估在美容医学中具有十分重要的意义。

二、美容心理学研究对象、内容及方法

（一）美容心理学研究的对象

1. 研究个体容貌对人格形成的影响，以及个体对自身审美的心理学问题。

2. 研究容貌缺陷对人的心理影响，以及因容貌问题所导致的各种心理障碍，包括容貌问题引起的神经症和心身疾病。

3. 研究容貌美的社会价值、人们对美容的态度、不同文化观念的人的审美心理差异，以及各种流行元素对美容医学的影响等。

4. 研究容貌审美的心理学要素，以及美容医学实践中所涉及的审美心理学问题。

5. 研究体型、容貌所引起的心理问题的心理评估、心理咨询、心理治疗和心理护理。研究由心理问题导致的损容性心理疾病的诊断与治疗。

（二）美容心理学研究的内容

1. 容貌审美心理 研究容貌审美所涉及的心理学问题，主要有审美感觉、审美知觉、审美思维、审美想象、审美联想、审美情感、审美差异、审美关系、审美主体、审美客体、容貌的美与丑等。

2. 美容社会心理 人的求美心理包括了广泛的社会心理学内容，所以美容医学与社会心理学有十分紧密的关系。美容社会心理主要研究不同群体对美容和美容医学的态度，对美容和美容医学的偏见，美容与从众、流行心理，美容与人际交往和人际吸引，不同文化背景下的审美心理差异，容貌缺陷的社会心理问题等。

3. 求美动机和行为 研究求美动机产生的原因、求美动机的种类、求美动机与求美行

为的关系、非容貌缺陷与求美动机、特殊的求美动机和病理的求美动机。研究人的心理需要与美欲的关系，以及美欲与不同层次心理需要的关系等。

4. 求美者人格与心理类型　研究容貌形体与人格的关系以及对人格的影响，求美者的人格特征对求美行为的影响，容貌与人格障碍的关系，先天性容貌缺陷者的心理特征，后天因素导致的容貌缺陷者的心理特征，严重容貌形体缺陷者的心理特征，求美者心理类型与交流等。

5. 容貌缺陷心理　研究容貌缺陷心理形成的影响因素、容貌缺陷与心理障碍的关系、容貌缺陷与病理心理的关系（如各种与美容相关的神经症）、容貌与心身疾病的关系、容貌缺陷的心理问题（如认知问题、情绪问题、人格问题、行为问题）、美容医学手术的心理禁忌证、容貌缺陷心理问题的应对方法。

6. 美容医学心理评估与咨询　研究美容医学心理评估的意义、内容、方法和程序；研究美容心理咨询的内容、特点、形式与程序，美容心理咨询的原则，美容心理咨询的技术，以及与求美者建立良好咨询关系的方法与技术。

7. 美容心理障碍的治疗　研究美容心理治疗的原则、形式，美容心理治疗的常用技术，如行为治疗技术、认知治疗技术、团体治疗技术、心理支持疗法以及催眠治疗等。应用心理治疗技术对求美者的心理障碍进行治疗。

8. 求美者的心理护理　研究求美者的心理特征和心理活动规律，美容心理护理的基本方法，求美者常见的心理问题、术前的心理疏导、术后的心理反应与护理、对治疗不满意的原因、美容治疗失败对求美者的心理影响和心理护理。

（三）美容心理学研究的方法

1. 观察法　是通过观察被评估者的言语、表情、动作以及在日常生活、学习、工作中的活动表现，了解其心理活动的一种方法。观察法的优点是所获得的材料比较真实、客观，在观察时对被观察者的合作要求不高，观察法能得到被观察者不能直接报告或不便报告的资料。不足之处：①得到的只是外显行为，不易重复，因而评估结果经常出现分歧意见；②观察法无法保证观察到预定的内容；③观察结果受观察者的观察能力和综合分析能力的影响。观察的内容主要有：外表、行为、语言特点、思维内容、认知功能、情绪等，对人、对事的态度，面临困难的应对方式等都可以作为观察的内容。观察法的主要步骤：①确定观察要点；②明确观察中的记录指标；③确定观察中的先后顺序；④预先估计观察重点，必要时还需要补充观察。

2. 调查法　通过向被调查者口头或书面提问，收集有关的心理活动资料，进而探讨心理活动发展变化规律的方法。调查法的优点是简便易行，可以在短时间内收集到大量的资料，利于较快地得出结论。在要求取得大量资料的研究领域，如社会心理学中，这种方法得到较多的运用。调查法的缺点是常受各方面的限制，主要是被调查者方面和条件限制，所得到的资料难以真实、准确地反映实际情况。具体方法有问卷法、谈话法、访问法等。在美容心理学中主要通过访谈或问卷调查进行，以了解其心理特征或心理问题。

3. 测验法　又称心理测验法，指以心理测验为主要工具，测量个体的心理反应、行为或人格方面的特征，从而分析与其他变量之间关系的方法。在美容心理学的研究中为了了解求美者的人格特征和心理过程，需进行有关的测验，如人格测验、情绪评定等，以便快速、准确地掌握求美者的心理状态。

4. 个案法　对一个或几个研究对象进行较长时间系统研究的方法。在研究中要注意全面地调查被研究者的社会条件，教育与家庭的影响，活动、工作情况，身体健康状况，以及在这些因素的影响下的心理活动发展、变化的规律。个案法的优点是有利于全面系统地对其进行了解，不足是研究对象的数量少，结果可能不具普遍意义，所以个案法应与其他方法结合起来应用。在美容心理学中常应用个案法进行研究。

5. 实验法　在控制的条件下，根据研究的目的，有计划地引起或改变被试者的某种心理活动，对所观察到的被试者的多种表现进行分析研究，从而了解其心理活动的规律的方法。实验法又分为实验室实验法与自然实验法，实验室实验法是在人为的条件下，严格控制外界条件而进行的，后者则是在日常生活的情况下，适当控制外在条件而进行的，其实验结果虽不如在实验室中采用各种精密仪器、设备所作的记录精确，但由于它兼具观察法与实验室实验法的优点，因而在心理学研究中仍得到广泛应用。在美容心理学中多采用自然实验法和临床实验法。

三、美容心理学的发展

国外从 20 世纪 50 年代开始对美容心理学进行研究，如美国整形外科医生 Edgerton 发表了“隆乳术：精神医学的内涵和适应证”、“美容整形外科患者的外科——精神医学的研究”、“鼻整形术后的外科与心理变化”等文章。他的同事 Jacobson 在 20 世纪 60 年代发表了一些论文，如“女性轻度缺陷患者的精神医学评估”、“精神医学在整形外科患者管理中的作用”等。进入 20 世纪 80 年代后，对美容整形心理学的研究逐渐增多，所涉及的内容更为广泛。研究的特点是美容整形外科医生与精神、心理医生联合研究美容整形医学中的心理学问题。如美国南加州大学医学院外科与精神医学部的 JM. Goin 和 MK. Goin 两人联合研究，发表了一些学术价值较高的文章，如“面部美容外科的心理学影响”、“变得痛苦：乳房再造患者的心理经历”等。他们认为，美容整形外科的目的是改变人们的体像、提高容貌缺陷者的信心，当然，要做到这一点还有其他途径，如接受教育，提高内在素质等。一个长久的解决问题的办法是从内在入手，而非外部的手术。心理学家和精神病学家的介入，使得该领域的学术研究具有了一定的深度。精神心理学家 Napoleon 较为深入地将心理学理论运用于美容外科实践，并发表了一些有价值的文章，如“老年美容外科求美者的心理学考虑”、“美容整形患者的人格问题”等。精神病学家 Phlillips 是近年来美国对体像障碍研究较为深入的代表人物，她认为美容整形外科与体像障碍有着密切的关系，因此，在讨论体像问题时，绝不可忽视其与美容整形外科的关系。

在我国对美容心理学的研究也得到了广泛的重视，何伦等从 1995 年开始关注美容心理学问题，并编写了国内第一部美容心理学专著——《美容心理学》，随后又承担了国家自然科学基金有关体像研究的课题，后来编写教材《美容心理学》，并发表多篇关于美容心理学的研究论文。国内其他学者也在开展美容心理学的研究，如童娇胜的“美容心理与心理健康”研究；周正猷的“体像障碍和美容心理”研究；张澜成等的“美容心理障碍的治疗”研究；鲁龙光等的“体像障碍自评量表的初步制定”研究等。综上所述可以看出，我国对于美容心理学的各个方面都已逐步开展研究，也充分说明美容心理学与美容医学的密切关系。但目前的研究缺乏系统性，深度和广度还有待提高，美容心理学的学科体系有待完善。

第二节　美容心理学的主要理论

一、精神分析理论

精神分析(psychoanalysis)学派由19世纪末奥地利的精神病医生弗洛伊德(S. Freud 1856～1939年)所创立。它的理论主要来源于治疗精神病的临床经验。其特点是经由精神分析了解患者的潜意识的欲望与动机,认识对挫折、冲突或应激的反应方式,体会症状的心理意义,并经解释与指示,让患者获得对问题的领悟,调整心理结构,消除内心的情感症结,促进人格的成熟。精神分析的基本态度认为一个人的心理与行为,不管是正常的或是病态的,都由各种因素相互影响,以动态的形式发生,并且可追溯了解其因果关系,这称之为因果决定律。

(一)精神分析的人格结构理论

1. 本我　是人格中是最原始、最隐私的部分。本我处于潜意识深处,由先天本能和基本欲望组成,如饥、渴、性,包括来自对基本生理需要满足与记忆的所有欲望。弗洛伊德说,本我是人格中最黑暗的不要接近的部分,是贮存心理能量的地方,与肉体联系着,肉体是其能量的源泉,蕴藏着人性中最原始、最接近兽性的一些本能冲动,这些冲动一旦发生即要求立即得到需求的满足,不受个体意识支配,也不受所处社会规范约束。它遵循快乐原则以满足本能需要。本我遵循快乐原则的目的是消除人的紧张。

2. 自我　代表人格结构的现实部分。位于生理需要为基础的原始本能与外部世界之间,是两者内化了的心理代表。它的主要任务是使本能的冲动获得最大限度的满足,同时又与外部世界和超我维持和谐的关系。自我是从本我中分化出来的,它不能脱离本我而存在,但在很大程度上是与外部环境相互作用的产物。自我是按照现实原则操作的,现实原则的目的是推迟能量的释放,直到真正能满足需要的对象被发现或产生为止。现实原则不是要放弃快乐原则,是迫于现实而暂缓实行快乐原则,最终引向快乐。自我遵循现实原则的主要目的是满足人的现实需要。

3. 超我　是从自我中分化、发展出来的,是人格结构中的上层部分,对本我的冲动具有约束作用。由于超我的约束可使人的行为符合社会道德规范。超我由自我理想和良心两个次级系统组成。超我是社会化的产物,也是文化传统的载体。超我遵循道德原则,主要目的是控制和引导本能冲动,说服自我以道德目的替代现实目的并力求完美,使人成为一个遵纪守法的社会成员。

自我在本我和超我之间起协调作用,使两者保持平衡,如果自我无法调节两者之间的矛盾冲突时,就会产生各种精神障碍和不适应行为。

(二)心理结构学说

1. 意识　是心理结构的外表,是心理活动中与现实联系的部分,能被意识所感知。是人们当前能够注意到的心理活动,如感知觉、情绪、思维等,以及可以清晰感知的外界的各种刺激等。

2. 潜意识　是指个体无法直接感知到的心理活动,处于心理结构的最底层,由各种原始的本能与欲望组成,是生物性本能能量的贮藏地,是人类一切活动的动力源泉。所以这部分内容通常主要是不被外部现实、道德、理智所接受的各种本能冲动、需求和欲望，或明显导致精神痛苦的过去的事件。潜意识虽然不被意识所感知，但它是整个心理活动中最具动力性的部分。

3. 前意识　指潜意识中可召回的部分，介于意识和潜意识之间，担负一定的稽查任务，不准潜意识的欲望随便侵入意识中，只有当前意识丧失警惕时，被压抑的欲望或本能才会通过伪装迂回地渗入意识。潜意识很难或根本不能进入意识，前意识则可能进入意识。

精神分析认为，人的各种心理、行为并非完全由个体的意志所决定，而是被潜意识的欲望、冲动等决定，被压抑到潜意识的各种欲望或观念，如不能被允许进入到意识之中，就会以各种变形方式出现，可表现为心理、行为或躯体的各种病态。

（三）精神分析理论与技术的应用

精神分析学派理论的贡献体现在审美过程的动力方面，认为审美经验的源泉在潜意识之中，揭示出审美心理的深层结构。精神分析理论和技术通常应用于美容心理治疗中，如洞察求美者内心隐藏的动机、说不出的矛盾与痛苦、不能解除的情结、不可满足的欲望等，通过治疗师的解释，协助求美者对自己的心理动态或病情领悟与了解，让潜意识的内容意识化，使其了解自己的内心，洞察自己适应困难的反应模式，进而改善自己的心理行为及处理困难的方式，间接地解除心理症状，并促进自己人格的成熟。

精神分析的主要方法有自由联想、释梦、移情、阻抗、解释等，通过这些方法挖掘出压抑在个体内心深处不为其觉察的潜意识冲突，然后上升到意识领域去领悟其与当前疾病或心理障碍的关系，通过这种分析、理解可加速心理康复和疾病康复。

二、行为主义理论

行为主义(behavioristic)是20世纪初起源于美国的一个心理学流派，创建人为华生(J. B. Watson，1878～1958年)。行为主义理论认为人的行为都是在后天环境中通过学习获得的。人的正常或病态的行为(包括外显行为及其伴随的心身反应)都可通过学习过程而形成，因此，应用学习原理通过再学习可以对不良行为进行矫正治疗。学习有三种：①巴甫洛夫的经典条件反射：即由条件刺激物与非条件刺激物在时间上的结合(强化)，再经过训练(学习)而获得的反射；②斯金纳的操作条件反射：即由操作动作与环境中任何因素如食物或认识因素、欲望、动机奖励相结合(强化)而产生的反射；③班杜拉的社会观察学习：即通过注意观察榜样的行为，通过个人认知、记忆和模仿行为而习得的行为。班杜拉认为，人类大量的行为来自观察学习，提供良好的榜样是形成和改善人们行为的有效手段。行为治疗学派与其他心理治疗派别有一些明显的不同特点，主要是它将注意力集中于人们外在的行为问题，并采用直接的、来自实验的、严谨的方法进行治疗，并在治疗过程中大量采用客观的评价和测量。

在美容心理学中应用行为主义的理论和技术，通过对求美者行为的观察了解其心理特征，并通过行为治疗技术矫正不适应行为，或帮助求美者塑造正常行为。

三、人本主义理论

人本主义心理学(humanistic psychology)是20世纪50年代兴起于美国的心理学思潮，代表人物主要有马斯洛(Abraham Maslow)、罗杰斯(Carl Ransom Rogers)。人本主义学派主张研究人的本性、潜能、经验、价值、创造力和自我实现。人本主义学派不是一个思想完全统一，组织十分严密的学派，而是一个由很多观点相似的心理学家和学派组成的较为松散的联盟。其主要特点有：①研究对象：不是从动物、患者或一般人中选取，而是从精英、名人或心理健康者中选取；②研究内容：不是探讨低级的心理现象和认知过程，而是研究人的高级整合的动力心理，如人的本性、潜能、经验、价值、创造力和自我实现等有意义的问题；③研究原则：重视与广泛的社会问题相结合开展应用心理学研究。人本主义学派的基本观点主要有：以人的经验为出发点，强调人的整体性、独特性和自主性；以机体潜能为基础，强调人未来发展的可能性及其乐观前景；以人的价值和人格发展为重点，强调把自我实现、自我选择和健康人格作为人生追求的目标。

人本主义认为美感是一种高峰经验，是对自我的观照，自我不停地追求在创造中实现自己的潜能，当一个人达到了自我实现时就会出现高峰体验和美感。在美容心理学研究中，美欲与人的心理需要、求美动机、美容医学心理咨询和心理治疗方面将应用人本主义心理学的理论。

四、格式塔心理学

格式塔心理学（或完形心理学）（Gestalt psychology）是由德国心理学家韦特墨（Max Wertheimer）于1912年创立，代表人物有科勒（Wolfgang Kohler）、考夫卡（Kurt Koffka）。Gestalt为德文，音译为“格式塔”，意译为“完形”。他们以此作为自己理论的出发点，坚持心理的整体观，认为每一种心理现象都是一个完形，都是一个被“分离的整体”。在他们看来，部分相加不等于整体，整体不等于部分的总和。整体决定着部分的性质和意义。完形心理学有两个主要特点，一是强调整体，认为心理现象是个整体，而不是彼此独立的元素的拼合；二是描述现象，主张心理学要描述现象而不是分割现象以追求它的结构。知觉是完形心理学研究的起点和重点，也是最富有成果的研究领域。揭示出知觉的一些基本特征，如知觉的相对性、知觉的整体性和知觉的组织性。

在美容心理学研究中，主要将格式塔学派相关理论应用于审美知觉研究，强调在审美知觉中应重视人的心理整体性，突出表现在人的审美整体性，因为个体是一个独立的整体，个体必须以整体美出现，不仅要求个体的各部分是美的，而且各部分的组合也是美的，这样才会形成一个有机整体。

五、认知心理学

认知心理学（cognitive psychology）是西方现代心理学的一种新的思潮和研究取向，开始于是20世纪50年代末，正式形成于60年代。认知概念中包括了：①接受和评估信息的过程；②产生应对和处理问题方法的过程；③预测和估计结果的过程。认知的特点有：

1. 认知的多维性　每个个体从不同的角度看同一事物会有不同的认识，尽管事物只有一个，但人们会有不同的认知或看法。个体认知的产生总有一定的局限性和片面性。要真正认清事物的全貌和本质，必须认识到事物的整体性和多维性。

2. 认知的相对性　在现实生活中凡事都有两面，既有有利的一面，也有不利的一面，正是两个相对的部分组成一个整体。当人的情绪出现大起大落时，可能只是认识到事物的某一方面，并未考虑到事物认知的相对性。“塞翁失马，焉知非福”等便是古人对认知相对性的一种适当表达。

3. 认知的联想性　由于认知具有联想性的特点，因此，个体的认知并不像知觉那样真实地反映客观事实，因为其中包含了个体的想象和思维成分，并渗入了情感因素。

4. 认知的发展性　由于认知活动与一个人的知识结构、文化程度和所处的社会文化环境等因素相关，因此，人的认知功能有其历史性或发展性的特点。正是因为认知具有发展性的特点，这就为认知治疗转变患者的不良认知提供了可能性，通过治疗可以在一定程度上改变人的认知。

5. 认知的先占性　个体的认识活动或认知过程经常会发生"先入为主"的现象，或以"第一印象"判断和解决问题，这便是认知的先占性。认知的先占性在某些情况下是有益的；但在另外一些情况下则与心理障碍的形成有关，认知的先占性与个体的既往经历和个性特征有关，个性敏感、拘谨、内向的人易产生认知上的先占。

6. 认知的整合性　所谓整合就是个体最终表现出对某一事物的整体认知或认识，往往是综合了有关感知、记忆、思维、理解、判断等心理过程之后获得的。正是因为认知有整合性的特点，因此，有些人会有"自己经历过和深思熟虑过的东西没有错，肯定正确"等过分僵硬的信念。

在美容心理学中将认知治疗技术广泛应用于心理咨询和心理治疗中，发现求美者现存的信念与事实之间的矛盾；改变求美者信念的建构系统；使求美者对认知加工过程中不合逻辑的地方达到领悟，通过咨询或治疗帮助求美者树立正确的美容心态。

六、心理生理学

心理生理学(psychophysiology)是研究心理、社会因素如何引起生理变化及其相互作用，介于心理学和生理学之间的一门边缘学科。心理生理学研究的内容主要有各种情绪的生理反应及其差异、心理社会因素在不同个体中的致病差异、心身疾病发生的机制等。

（张渝成）

2 第二章 美容心理学基础知识

美容心理学的基础知识主要是指普通心理学。普通心理学(general psychology)是以正常人心理活动的一般原理和规律为研究对象的一门学科。它既概括了各个分支心理学研究的主要成果,又构成了各个分支心理学的一般知识和理论基础。普通心理学是一门基础的、入门的心理学,也是心理学的主干。

第一节 心理学的概念和心理现象

心理学(Psychology)是研究人的心理现象及行为规律的科学。心理现象是心理活动的表现形式,心理活动是生命活动过程中的高级运动形式,是一个复杂的、完整的统一体,可将其分为心理过程和人格两部分(图 2-1)。

认识过程是人们获得知识或应用知识的过程,也就是信息加工的过程,包括感觉、知觉、记忆、思维等心理活动。人格中与先天遗传素质有关且相对稳定的心理特征,称为人格心理特征,主要表现在能力、气质和性格等方面;人格中与后天社会环境条件及实践活动有关,且随环境而变化的心理倾向性反应,称为人格倾向性,主要表现在需要、动机、兴趣、理想、信念和价值观等方面。

- 心理现象
  - 心理过程(注意)
    - 认识过程(感觉、知觉、记忆、思维、想象)
    - 情感过程(情绪与情感)
    - 意志过程
  - 人格
    - 人格倾向性(需要、动机、兴趣、理想、信念、价值观等)
    - 人格心理特征(能力、气质、性格)

图 2-1 心理活动的结构

第二节 心 理 过 程

一、认识过程

(一) 感觉

感觉是人脑对直接作用于感觉器官的客观事物的个别属性的反映。美容心理学中的感觉是指审美主体对审美客体个别、局部的审美属性所产生的直接心理反映。通过感觉,审美主体与审美客体发生了联系,形成了审美活动的统一体,才有审美活动的产生。

根据感觉的性质可以把感觉分为外部感觉和内部感觉。外部感觉是指接受机体外部的刺激，反映外界事物的个别属性，包括视觉、听觉、嗅觉、味觉、皮肤觉。内部感觉是指接受机体内部的刺激，反映身体的位置、运动和内脏器官的不同状态，包括运动感觉、平衡觉、内脏觉等。感觉的特点有：①适应：由于刺激物对感受器的持续作用而使感受性发生变化的现象，适应可使感受性提高或降低；②感觉对比：是同一感受器接受不同的刺激而使感受性发生变化的现象；③感觉补偿：指某感觉系统的功能丧失后，由其他感觉系统的功能来弥补；④联觉：当某种感官受到刺激时出现另一感官的感觉和表象称为联觉。

（二）知觉

知觉是人脑对直接作用于感官的客观事物整体属性的反映。感觉是知觉的基础。没有感觉对事物个别属性的反映，人们也就不可能获得对事物整体的反映，只有对事物的属性感觉得越丰富，才能对事物知觉得越完整。但知觉不是感觉成分的简单相加，知觉需要借助个体的知识经验，对感觉信息进行组织和解释，形成更高阶段的认识。知觉的特征有：

1. 整体性　知觉的对象由许多部分组成，各部分具有不同的特征，但是人并不把对象感知为许多个别的孤立的部分，而总是把它知觉为一个统一的整体，知觉的这种特性称为知觉的整体性(图 2-2)。

2. 选择性　客观事物是多种多样的，在一定时间内，人总是有选择地以少数事物作为知觉的对象，把它们从背景中区分出来，从而对它们作出清晰的反应，知觉的这种特性称为知觉的选择性(图 2-3)。

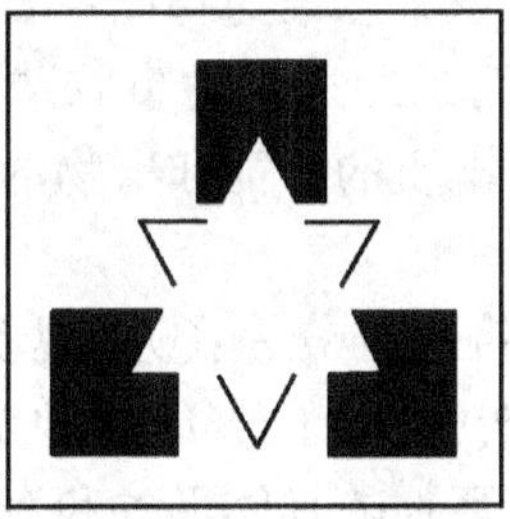

图 2-2　知觉的整体性

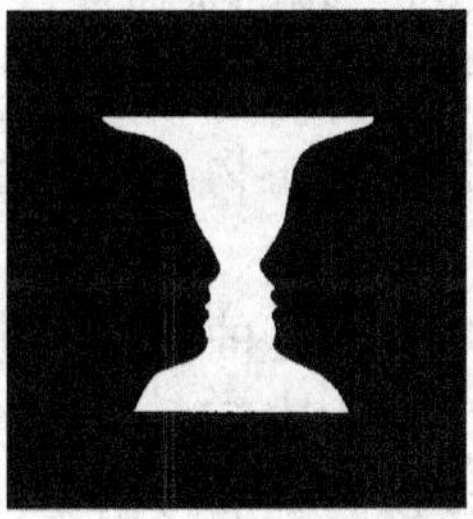

图 2-3　知觉的选择性

3. 理解性　在感知当前事物时，人总是根据以往的知识经验来解释它，使其具有一定的意义，并用词把它标志出来，知觉的这种特性称为知觉的理解性(图 2-4)。

4. 恒常性　在知觉时，由于知识经验的参与，当知觉条件在一定范围内变化时，知觉的映象仍然保持相对不变，知觉的这一特性称为知觉的恒常性(图 2-5)。

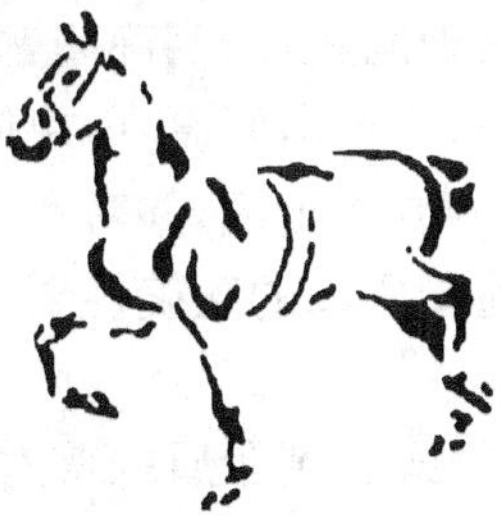

图 2-4　知觉的理解性

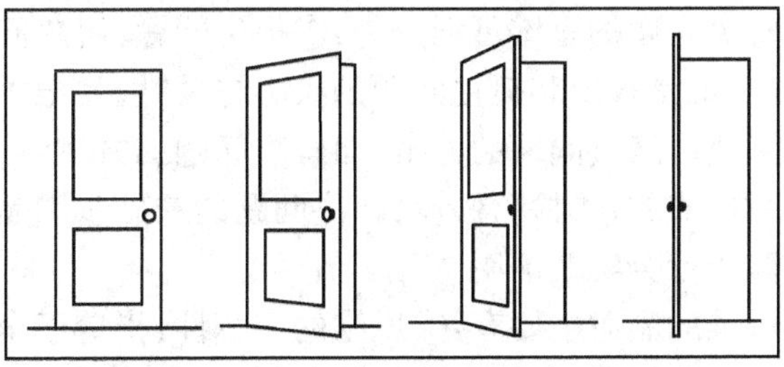

图 2-5　知觉的恒常性

（三）记忆

记忆是过去经验在人脑中的反映。人们感知过的事物、思考过的问题、体验过的情绪、从事过的活动，都不同程度地被保留在头脑中，在一定条件下能够恢复，这就是记忆。

按记忆内容不同可分为：①形象记忆：是以感知过的事物的形象为内容的记忆。例如，熟人的面容、吃过的苹果的味道、母校的建筑物等，这些在头脑中留下的事物的形象，就是形象记忆；②逻辑记忆：是以概念、判断、推理等逻辑思维过程为内容的记忆；③情绪记忆：是以体验过的某种情绪或情感为内容的记忆；④运动记忆：是以操作过的动作或运动为内容的记忆。例如，人们所形成的技能、技巧、习惯性的行为动作等，都是动作记忆。

记忆的基本过程包括三个基本环节：①识记：是识别和记住事物的信息，从而积累知识经验的过程；②保持：是把知识经验储存在头脑中，即对信息的储存、巩固的过程。保持是记忆过程的中心环节，没有保持就无所谓记忆。经验在头脑中的保持是一个动态的过程，并不像保险柜里保存的文件一样原封不动，而会发生一些变化；③再认和回忆：是指人从头脑中提取信息的过程。识记过的事物再度出现时，能把它认出来，称再认；过去经历过的，现在不在眼前的事物能在头脑中重现，称回忆。

遗忘是指识记过的材料在一定条件下不能再认与回忆，或是错误的再认与回忆。遗忘可分为暂时性遗忘与永久性遗忘两种。

（四）思维

思维是人脑对客观事物间接的、概括的反映。它是认识过程的高级阶段，人类通过思维，能够获得对事物的本质属性、内在联系和发展规律的认识。思维的特征主要有间接性和概括性。间接性是指人脑对客观事物的反映不是直接的，而是通过其他事物或已有的经验为媒介来认识客观事物。概括性是指反映一类事物的共同本质的特征和事物的内在联系和规律。

根据要解决问题的特点和思维过程的凭借物不同，可将思维分为：①直观动作思维：是一种依据实际动作来解决问题的思维过程，它具有明显的外显性特征，即通常是以直观的、具体形式的实际行动表现出来；②具体形象思维：是指凭借事物的具体形象和表象的联想进行的思维；③抽象逻辑思维：是运用概念，以判断、推理等形式进行的思维，它是人类特有的复杂而高级的思维形式。

根据探索答案的方向不同，可将思维分为：①聚合式思维：指人们解决问题的思路朝一个方向聚敛前进，从而形成单一的、确定的答案；②发散式思维：指人们解决问题的思路朝各种可能的方向扩散，使思考者不拘泥于一个途径、一种方法，而是从各种设想出发，尽可能作出合乎条件的多种解答。

解决问题的思维可划分为：①提出问题：解决问题必须首先发现问题；②明确问题：即分析问题，就是找出和抓住问题的核心与关键，找出主要矛盾的过程；③提出假设：解决问题的关键是找出解决问题的方案，而解决问题的方案常常是先以假设的方式出现，并对假设逐一验证后形成的；④检验假设：解决问题的最后步骤是检验假设。检验假设的正确性要经过科学实验或社会实践证明。

思维的品质主要有：①思维的广阔性：指善于全面地考查问题，既看到矛盾的普遍性，又看到矛盾的特殊性；②思维的深刻性：指善于透过纷繁复杂的表面现象发现问题的本质。培养思维的深刻性，首先要全面认识事物，因为深刻性是以广阔性为基础的。其次注意不要被事物的表面现象所迷惑，要学会冷静分析问题；③思维的独立性：指善于独立地提出问题，并通过一系列的思维过程去发现解决问题的途径和方法，寻找问题的答案；④思维的批判性：是指在思维过程中不受别人暗示的影响，能严格而客观地评价、检查自己和别人的思维成果；⑤思维的逻辑性：是指人的思维过程服从或符合于严格的逻辑规律或规则，表现在问题明确，思路连贯不跳跃，论证有条理；⑥思维的灵活性：是指人在思维过程中，善于根据事物的发展变化机智地解决问题。

（五）想象

想象是人脑对已有的表象进行加工改造而形成新形象的过程。表象是指感知过的事物不在眼前时在头脑中再现出来的形象。想象是在表象基础上形成的。在人头脑中，不仅可以回忆过去感知过的事物的形象，而且还能创造出新形象，这种新形象可以是没有直接感知过的事物的形象，也可以是世界上还不存在的或根本不存在的事物的形象。

根据产生想象时有无目的可以把想象分为：①无意想象：是指没有预定目的，不自觉的想象；②有意想象：是根据一定的目的、自觉地进行的想象。人们在多数情况下进行的想象活动都是有意想象。

在有意想象中，根据内容的新颖性、创造性的不同，可以划分为再造想象和创造想象。幻想是创造想象的一种特殊的形式。①再造想象：是根据词语描述或图形描绘，在头脑中形成新形象的过程。例如，学习时，通过解剖挂图想象实体的情况；②创造想象：不依据现成的描述而在头脑中独立地创造出新形象的过程。创造想象是一个人创造性地对平常性的材料进行不平常的综合，具有首创性、独立性和新颖性的特点。

（六）注意

注意是心理活动对一定对象的指向和集中。指向性和集中性是注意的两个特点。指向性是指人们以一定的客观事物作为心理活动的对象，同时离开其他对象。指向性实质上就是对心理活动的对象所做的一种选择和朝向。集中性是指在选择对象的同时，将心理活动稳定在所选择的对象上，使反映达到清晰和完善的程度。由于注意集中于某一事物或活动，人对无关的事物会出现“视而不见”、“听而不闻”、“食而不知其味”等现象。注意不是一种独立的心理过程，而是一切心理活动的共同特性，它伴随着心理活动过程的始终。任何心理过程的开始，必须以注意为起点，心理活动要有效地进行，一刻也离不开注意的参与。所以，注意是一切心理活动顺利进行的必备条件。

二、情绪过程

1. 情绪　是人对客观事物是否符合自己的需要而产生的态度体验。人为了生存和发展，必须要满足各种各样的需要。凡是能直接或间接满足人的需要或符合人的愿望的事物，会引起喜悦、快乐、喜爱等肯定性质的体验；凡是不能满足人的需要或违背人意愿的事物，则引起悲哀、愤怒、憎恨等否定性质的体验。情绪过程不同于人的认识过程，它具有独特的主观体验形式和外部表现形式；情绪还具有很强的社会性，当情绪与社会文化相联系就表现为情感，如道德感、理智感和审美感等。

2. 情绪状态　①心境：是一种比较持久的、微弱的、影响人的整个心理活动的情绪状态。在心境发生的时候，人看待一切事物都带着这种情绪色彩，这是心境的弥散性的特点。心境在生活中有积极作用也有消极作用；②激情：是一种强烈的、短暂的、暴发式的情绪状态，如狂喜、暴怒、惊恐等。激情可由重大事件或重大冲突、过度压抑引起。激情总是带有激烈的体内外活动和外部表情，如狂喜时欢呼跳跃，发怒时暴跳如雷等；③应激：是出乎意料的紧急情况引起的情绪状态。应激发生的时候人的身心都会发生剧烈变化，心率、血压、肌紧张、呼吸等都显著改变，在情绪和情感上也会出现剧烈的波动和变化。由于在应激状态中，人们的身心极度紧张，如果这种状态长期持续，就可能损害人们的生物化学保护机制，降低人体的抵抗力，以致易受疾病的侵袭。

三、意志过程

意志是自觉的确定目的，并根据目的支配、调节自己的行动，克服各种困难，从而实现目的的心理过程。意志的特征有：①有明确的预定目的：意志行动是有明确预定目的的行动，人在行动前，行动的目的和结果就以观念的形式存在于人的头脑之中，并能动地支配和调节着人的行为；②以随意运动为基础：人类的运动可分为随意和不随意两类。不随运动是指不受意识支配的那些不由自主的运动，如物体接近眼睛时的眨眼动作，强光刺激眼睛时的瞳孔收缩等；随意运动是由人的主观意识控制和调节，具有一定的目的要求和目的指向的运动；③与克服困难相联系：意志是在克服困难中表现出来的，意志的坚强程度以克服困难的大小和难易为标志。

第三节　人　　格

一、人格的概念

人格是指一个人的心理面貌的总和，即一个人经常表现出来的、比较稳定的、具有一定倾向的、独特的心理品质的总和。一定的心理过程和心理状态总是在具体的个人身上发生的，因此也会因个体间的差异而表现出不同的特点，这种因个体间的差异而表现出的心理特点就是人格。

二、人格的特征

1. 整体性　人格具有整体性，它表现在两个方面：一是结构的完整性，二是表达的整合性。人格是由多种成分构成的一个有机整体，缺一不可，并具有内在的一致性，受自我意识的调控。人格的整合性是心理健康的重要指标。

2. 稳定性　人格的稳定性包含两个方面的含义：一是从人格的形成来看，不是与生俱来的，而是在遗传的基础上，通过环境的影响，在社会实践活动中逐渐形成的。二是从人格的表现来看，人格是那些经常出现的，而不是一时的、偶然表现出来的心理现象。由于现实生活复杂多变，已经形成的人格也会随着生存环境的变化而变化。

3. 独特性　是指人格的个体差异性。每一个人都有不同于其他人的人格特征，即使是同胞兄弟、孪生姐妹，他们的心理面貌也不可能完全相同。人格的独特性并不排斥人与人之间心理上的共同之处。

4. 社会性　每一个人从步入社会的那一天起，就生活在一个具有各种关系的社会环境里，社会会使用种种方法对他施加影响，使其成为一个符合该社会要求的成员，以至处于相同生活环境中的人，在心理上都不可避免地存在着某些共同性，这就是人格的社会性，是人格的本质特征。

三、人格的结构

（一）气质

气质是人的高级神经活动类型特点在行为方式上的表现，是人的心理活动的动力特征。它主要表现在心理活动的强度、速度、稳定性、灵活性及指向性上。如情绪的强弱、意志努力的程度、知觉的速度、思维的灵活度、注意力转移的难易及心理活动倾向于外部还是倾向于内部体验等表现。气质具有天赋性、稳定性和可塑性，很大程度上与遗传有关。它不直接对个体的行为起推动作用，也不决定行为的发生和方向，只反映心理活动与行为中的动力特点。气质可分为：

1. 多血质　主要表现是活泼好动，言语行动敏捷，反应速度、注意力转移的速度都比较快，容易适应外界环境的变化，善交际，不怯生，容易接受新事物；注意力容易分散，兴趣多变，情绪不稳定。

2. 胆汁质　主要表现是精力充沛，动作快，有力，性急，易冲动，直爽热情，情绪兴奋高，但心境变化剧烈，脾气暴躁，难于自我克制。

3. 抑郁质　主要表现是敏感怯懦，情感体验深，稳定而不易表露，行动迟缓，胆小、孤僻。

4. 黏液质　主要表现是安静沉着，举止平和，不善言谈，善忍耐，情绪反应慢，持久而不显露，容易冷淡。

（二）性格

性格是个体在社会实践活动中所形成的对人、对己、对客观现实所持的稳定的态度及与之相适应的习惯化的行为模式。它反映了一个人心理面貌的本质属性，是人与人相互区别的重要依据，是评价个体人格好坏的重要依据，是人格的核心。

性格的特征有：①态度特征：是性格中具有核心意义的特征，它包括个体对社会、集体、工作、学习、劳动、他人和自己的态度；②情绪特征：是指个体的情绪对活动的影响及对情绪的控制方面的性格特征，如情绪反应的强弱、情绪发生后持续时间的长短等；③意志特征：是指对自己的行为进行自觉调节方面的性格特征，如有人目标明确、果断勇敢、始终如一、坚定不移，也有人盲动蛮干、胆小怯懦、见异思迁、半途而废等；④理智特征：是指在认识活动中的特点与风格的性格特征，表现为有人善于思考、创新，有人则因循守旧。性格结构的四个特征不是独立存在的，而是彼此间紧密联系，相互影响，共同构成性格结构的整体。

（三）能力

能力是指直接影响人的活动效率并使活动得以顺利完成的心理特征。能力是在生活中体现、发展的，现实中许多社会活动都是复杂的、多样化的，往往需要多种能力的结合才能顺利完成。

能力可分为：①一般能力：是顺利完成各种活动所必备的基本能力，如注意力、观察力、记忆力、想象力、思维力，也就是通常所说的智力。其中，抽象逻辑思维是智力的核心，它支配着能力的诸多因素，并制约着其他能力的发展水平；②特殊能力：指人们从事某种专业活动所需要的能力，如音乐的听觉能力、色调的辨别能力、设计的想象能力等。

（四）动机

动机是在目标或对象的引导下激发和维持个体活动的内在心理过程或内部动力。动机的产生需具备两个条件，一是内部条件，即需要的存在；二是外部的刺激或诱导，使动机产生和进一步的行动成为可能。

（五）需要

需要是个体生理和社会的需求在人脑中的反映，表现为人对某种目标的渴望和欲求。需要是人的积极性的源泉，是激发人们进行各种活动的内部动力。没有需要，心理活动和行为就失去了目的和意义。因此，生物体的一切活动都是为了满足需要。美国人本主义学家马斯洛将人的需要分为五层，由低到高依次为：生理需要、安全需要、爱与归属的需要、尊重的需要和自我实现的需要。

（六）兴趣

兴趣是积极探究某种事物或从事某种活动的意识倾向，这种倾向是和一定的情感体验联系的。表现为个体对客观事物抱有一种选择性态度和自觉的行动，并始终伴随着积极愉快的情绪。兴趣与需要有密切联系，因为人只有需要认识某种事物时才会对它感兴趣。

（七）价值观

价值观是主体对客观事物按其对自身及社会的意义或重要性进行评价和选择的标准，即价值观是人区分好坏、美丑、益损、正误，符合或违背自己意愿等的观念系统，它通常是充满情感的，并为人的行为提供充分的理由。价值观对个体的思想和行为具有一定的导向或调节作用，使其指向一定的目标或带有一定的倾向性。价值观是社会文化的产物，是人在社会化过程中逐渐形成的，已经形成的价值观具有持久性，但也会在一定的条件下改变。

审美价值观是指人们对客观事物和现象的审美价值进行评价和选择的标准，它表现为人们从审美角度作出判断、评价和行为倾向。通俗地说，审美价值观是一种美丑观，关系到人们喜爱什么、厌恶什么，是人们分辨美丑时所持的基本观点。审美价值观结构可分为三个层次，外显层次是审美趣味，审美趣味表现为一种审美选择和倾向。核心层次是审美判断，审美判断是审美主体对审美客体的美丑及美丑程度作出判断。审美价值观体系的核心是审美判断及其标准。高级层次是审美理想，审美理想是基于趋向未来的审美意向，想象的因素更为突出。

（张渝成）

3 第三章

容貌形体审美心理

容貌形体审美心理是人们对人体总的美感意识评价。即对人的容貌和形体的审美经验、审美态度、审美感受等一系列心理现象，属于审美心理学的研究内容。审美心理学(aesthetic psychology)是研究人们审美心理的发生、发展、反馈及其规律的科学，也就是研究审美主体的审美意识和审美心理的科学。审美是指美感的产生和体验，审美心理是人们美感的产生和体验中的知、情、意以及个性倾向规律的活动过程，主要包括审美趣味、审美能力、审美观念、审美理想、审美感受等，其中审美感受是审美心理学研究的核心内容，它是人们欣赏自然、艺术品和其他人类产品时，产生出的一种愉快的心理体验。这种心理体验是人的心理活动与审美对象之间交流或相互作用后的结果。

第一节　人体容貌审美

一、人体美概述

(一) 人体美的概念

人体美(the beauty of human body)是人体在正常状态下的形式结构、生理功能、心理过程和目的的协调、匀称和统一，是自然美与社会美的综合表现。人体美多侧重于人的自然属性，主要是指人的形体和容貌的形态学特征。如造型美、肤色美，姿态美等。人体美是人对自身的认识和评价，它不但使人体成为创作和鉴赏的对象，而且也对人类的遗传、优生、改良起着积极的作用。人体作为审美客体具有以下特征。

1. 和谐统一的整体　人体和谐统一的整体美，集中表现在局部与整体、局部与局部、机体与环境、躯体与心理等关系的和谐统一。

2. 均衡匀称的形态　主要表现在人体左右对称，比例均衡，体型匀称，动作协调等方面。

3. 具有生命的活力美　人体是生命的载体，只有生命才能赐予人体现实的美。

4. 外在美和内在美的一致性　外在美包括形体美和容貌美、形态美、行为美、风度美等；内在美包括蕴涵于内在的性格、品德、思想和情操等。内在的美感结构主要包括心灵美和性格美。

(二) 容貌美的概念

容貌美(the beauty of face)是人体美最重要的组成部分，其决定因素有头发的色泽与质地、面型、头型、五官的形态，以及以上诸因素完满和谐的统一。容貌不仅是人的生命活力的表现，而且是其内心活动的外化形态，突显出人体美的社会属性，面部及五官形态与人的气质、精神状态应完满统一。同时，容貌美集中表现了人体美的个性，是评价人体整体形象美的最主要部分。

二、审美意识与美感

（一）审美意识

审美意识(aesthetic consciousness)是客观的诸多审美对象在人们头脑中的能动的反映，即具有审美观点的主体，在接受美的事物刺激后，所引起的一种综合着感知、理解、想象、情感等因素的复杂心理现象。它包括人的审美趣味、审美能力、审美观念、审美理想、审美感受等，其中审美感受是审美意识的核心部分。

审美意识是在人类长期的社会劳动实践的基础上产生的，是社会实践中审美主体与审美客体相互作用的结果，并随着人类社会实践和审美活动的发展而发展起来的。其生理基础是审美主体健全的感官和神经系统，心理基础是审美的知、情、意相互作用的复杂的心理活动。审美意识的特点是以一种感性认识的方式对审美对象进行直接感性的把握，因而它更感性、更强烈，而理性因素则消融于其中，达到和谐的统一。

（二）审美的心理特点

1. 审美的直觉性　在人类思维活动中，的确存在着与逻辑思维迥然不同的思维方式，它能使人在瞬间领悟和理解，造成人对现实的理性把握，是对美的形态的直接感知和对审美对象的整体把握。审美的直觉性有三层含义：

（1）审美感受的直接性、直观性：是指人们直接通过自己的感官感知到审美对象的存在，并进行观赏、品评，即整个审美过程自始至终都是形象的、具体的，在直接的感知中进行。

（2）审美对象的整体性：审美过程是通过人的大脑去感知事物个别属性组成，并对审美对象进行完整形象的整体把握，甚至还包含着对这一完整形象所具有的各种含义和情感表现的把握。审美的直觉性是对审美对象从整体上的感知，而不是支离破碎地对审美对象的个别特性的感知。

（3）审美感官的愉悦：在美的欣赏中不需要借助抽象的思考与判断，面对审美对象可不假思索地判断美或不美。爱迪生指出：“有一些不同物质的变化方式在一眼看到时心灵马上就判定它们美或丑，不需预先经过考虑。”

2. 审美的情感性　审美情感是指人对客观存在的美的体验和态度。比如欣赏梅花，梅花是在冬天开花，花一般为红色，开花时梅树没有树叶，伴随着它的常常是冰天雪地白茫茫的背景，这冰天雪地里的梅花用它鲜艳的红色给人以视觉的强烈刺激，引起人生理上的舒适感并产生赏心悦目的感受；联想到梅花的这种不畏严寒、不畏风雪的顽强生命力，报春而不争春的高尚品格，与人生中追求的理想相契合，于是一种舒服、满足、喜欢、敬畏、愉快的积极情感油然而生。这就是一种审美情感的体验和态度。

3. 审美的愉悦性　审美愉悦是一种喜悦和愉快的感情。来源于对人的本质力量的肯定，表现为对狭隘功利性的超越和对于生命力的追求。审美愉悦的功能在于对生命力的追求，罗丹的雕塑《欧米哀尔》是一个很丑的老娼妓，却让人感受到美，原因是它唤醒了人们对失去的美妙青春的追念。人类的情感是丰富的，人类的欲望、要求、理想是永远不会满足的，人类永远处于发现、征服、探索的循环往复之中。审美的愉悦之所以是非功利的，又具有功利性，是因为它表现了对狭隘功利性的超越和对于生命力的追求。

4. 审美的心理习惯　是指人们在审美时的一种心理活动惯性，是各民族经千百年文化积淀而逐渐形成的一种审美思维定势。因此，不同民族有不同甚至完全相反的审美心理习惯。审美的心理活动与民族长期历史积淀而衍生的心理习惯密切相关。

5. 审美过程的移情　审美就是一个移情的过程，在这个过程中，主体凝视客体，在不知不觉中将情感“移入”到客体上，结果就将自我变成了对象，对象变成了自我，形成了一种“主客同一、物我两忘”的审美境界。例如，杜甫诗“感时花溅泪，恨别鸟惊心”，是写诗人因痛感国破家亡而惊心落泪，“花溅泪”、“鸟惊心”，这显然是诗人将自己的情感移情于“花”和“鸟”的缘故。

6. 审美心理距离　在审美活动中，只有主体和对象之间保持着一种适当的心理距离，对象对主体才可能是美的。如海雾是美还是不美，这要看你是谁，站在什么地方。如果你是船上的船长或水手，轮船在雾中行驶，海天茫茫，生死难卜，哪里还会感到雾之美呢？如果你在岸上，看到海天之间的茫茫大雾中一艘轮船缓缓而来，难道不会觉得这是一种别样的景致吗？但是，如果你是船员或乘客的家人，你就不会感到美，而是感到恐怖和焦虑。

7. 审美心理表现　美学家克罗齐曾说：“审美即直觉，直觉即表现”。可见表现是审美中一个非常重要的环节。黑格尔说“人有一种冲动，要在直接呈现于他面前的外在事物之中实现他自己”。他举例说，一个小男孩站在河边，把一颗石子扔进河里，河面上就会出现许多圆圈。这时，这个小男孩就会以“惊奇的神色去看水中所现的圆圈，觉得这是一个小作品”。小男孩的自我意识本来是无形的、虚幻的，现在变成了有形的实在物，因而能“自我确定”。人的内心世界就是在这种不断复现中得以丰富，自我生命的存在价值也得以确定。

第二节　审美的生物学基础与心理机制

一、审美的生物学基础

（一）健康是审美的基础

人体之所以美，是因为人体符合美的规律。而其中健康是人体美的首要条件。从生物医学观点看，人体各器官发育良好、功能正常，体质健壮，精力充沛就是健康。健康的重要内容就是人体各个系统、各个器官功能正常，这是人体美的必备条件。如腰部有疾患者，步履艰难地行走，姿态僵直生硬，便失去美感；面神经麻痹者，虽然发育良好，但神经传导发生障碍，不能支配所属肌肉活动，出现眼斜嘴歪，破坏了面部对称和谐的关系而使美感消失。

（二）美感产生的生理机制

目前关于美感产生的生理机制还没有统一的说法。一般认为美感的产生是客观事物通过感官作用于人的大脑引起的一种高级神经活动，其中皮质下中枢和自主神经在美感产生过程中起主要作用，而大脑皮质则起调节作用。实验研究发现美感的激发和定向很大程度上取决于丘脑、下丘脑和边缘系统的功能，在那里存在着“美感中枢”和“快乐中枢”。

（三）身体的整体和谐

1. 人体的比例　人体美是社会美和自然美的和谐统一。自然美一般侧重于形式，而人体美是自然美的最高形式，它遵循形式美的一般规律，同时，人体的审美也要符合社会普遍的审美要求。因此，人体比例也符合形式美的规律和社会普遍的审美要求。

人体的比例是人体各个器官间和各个部位间的对比关系。我国早就有面部的“三停五眼”。“三停”是指将人面部正面横向分为三个等分，即从发际至眉线为一停，眉线至鼻底为一停，鼻底至颏底线为一停。“五眼”是指面部正面纵向分为五等分，以一个眼长为一等分，即两眼之间的距离为一个眼的距离，从外眼角垂线至外耳孔垂线之间为一个眼的距离，整个面部正面纵向分为五个眼的距离。如果按这个比例画出的人物，面部比例是和谐的。西方的黄金分割法黄金比值是 1∶0.618，正好是人体下肢与上身的比例关系。

2. 整体和谐美　整体和谐也是构成人体美重要的一环。人体的整体和谐来自均衡、对称、协调等形式美因素。人体的整体美是由多个局部构成的，各部分之间相互联系又相互制约。一张小脸配上很大的鼻子就很不和谐，东方人的扁圆脸配上欧式重睑，看起来就会十分别扭。有的人的五官分开看并不怎么美，但是组合起来看却给人以美感。因此，整体和谐是人体美不可缺少的要素。

3. 线条美　人体线条美包括人体轮廓线和人体动态线。人体线条由直线和曲线组成，以直线为中轴，在求得稳定的基础上，与曲线发生种种关系。直线偏于冷静，就像在冷漠中的抒情；曲线偏于热情，那是太阳的恋人。直线偏于阳刚，这是男人的气魄；曲线代表柔美，它是女人所特有的美。

4. 色彩美　人体的色彩美包括人体的固有色彩和人体的装饰色彩。

5. 声音美　声音美是人体形式美的构成要素之一。

二、审美的心理机制

在审美过程中，人的心理活动不是单一的，而是相当复杂的综合反映，是大脑整体功能的发挥，其感知、思考、理解、想象、联想、情感此起彼伏、相互联系、互相促进而形成了人的心理机制。当你因阅读文学作品而动情的时候，或者怦然心动，或者潸然泪下。这就是艺术审美的心理机制在起作用。

1. 感受和理解　人类的一切认知活动，都离不开对客观事物的反映。人们在认知不同对象的时候，经历的心理过程并不完全一样。客观事物之所以能成为审美对象，就是因为它给了审美主体的感觉器官一个美的形象刺激，能够带来不同感官、不同程度的生理上的快感和精神、情感的愉悦。

2. 生活经验和知识的参与　审美主体自己已有的经验和知识与审美对象的内容联系起来，从而获得对审美对象的深刻理解。

3. 联想和想象　由于审美主体面对的是很富有吸引力的、启发性的美的形象，会自然地唤起审美主体对事物的种种联想和想象。这些联想和想象是在对审美对象感受和理解的基础上产生的，同时，又会加深对审美对象的感受和理解。

4. 伴随着情感活动　情感活动是审美心理极为重要的组成部分。因为任何审美过程，如果不能以情动人，那就不能使人产生美感，至少这种美感是不深刻的。

第三节　美容医学中的审美

一、审美的含义

审美是指主体对客观事物的美感的产生和体验过程。审美是人们在社会实践中逐步形成和积累起来的审美的情感、认识和能力的综合体现，它包括审美感受、审美趣味、审美观念、审美能力和审美理想等范畴。

1. 审美感受 是客观事物美的属性被人的感觉器官所接收，通过神经系统把信息输送到大脑所引起的感受。它是一种以感受和体验为基础，以情绪和情感为动力，以想象和幻想为主要方式的，直观的，丰富而复杂的并且由理性制约的精神活动。在这种特殊的精神活动中，审美主体获得的各种各样的心理感受称为美感。

2. 审美趣味 是人们在审美活动中表现出来的具有一定稳定性的审美倾向和主观爱好。它是审美主体欣赏、鉴别、评判美丑的特殊能力，是审美知觉力、感受力、想象力、判断力、创造力的综合。审美趣味总是与不同事物的喜爱和厌恶相联系，带有主动的选择性，具有明显的定向功能。

3. 审美观念 由审美经验积累和归纳而成的概念形态。它是人在社会实践活动中（主要是审美活动）形成的对美、审美和美的创造发展等问题所持有的基本观点。其核心是审美标准和审美理想。

4. 审美能力 是个人具有的与进行审美活动相关的主观条件和心理能力。审美是以"视、听"两种感官为主，先天的条件和后天的训练也起着很大的作用。先天失明的人无法有绘画的感受，先天失聪的人也无法有音乐的感受。后天每个人生活条件和经验的不同，对感官的培养、锻炼的不同，从而使每个人具有不同的审美能力。

5. 审美理想 审美理想是人们对社会审美经验的概括和升华，同时也是对社会审美需要和审美利益的反映。因此，审美理想与社会的各种理想和价值观念是相互关联、相互影响而存在的。审美理想存在于人们的主观意识之中，具有审美的普遍性，是人们在审美活动中鉴别和创造的最高尺度、最高标准。

二、审美关系

1. 审美关系中的主体和客体 审美主体是在社会实践特别是审美实践中形成的具有一定审美能力的人。审美主体具有社会主体和个人主体两种含义。个体的人并不都是审美主体，只有当他具有一定审美能力并从事审美实践活动时，才能成为审美主体。审美客体又称审美对象，指能引起人的美感的客观对象。如秀丽的山川、精美的艺术品，在它们被人欣赏时便成为审美客体。审美客体是客观存在的，具有满足主体需要的审美价值。

审美主体是与审美客体相关相对的美学范畴，离开审美客体就无所谓审美主体，同样没有审美主体也就不存在审美客体。审美主体是随着社会的发展而不断增进的，审美客体可以是自然景观，也可以是人物、社会等各个方面。但是，仅仅有审美主体还是不够的，各种审美客体也在培养和提高着主体的审美能力。如果审美客体一直处于一种静止的状态，那么主体也失去了审美的对象，此时主体是死的，只能停留在一个地方。

2. 美容医学中的审美关系 美容医学中的审美关系是审美关系的一个组成部分，是医学审美主体与医学审美客体之间的关系，它是人们在美容医学审美交往和审美活动中发生的一种涉及美与不美问题的具有情感倾向的关系。

美容医学审美关系包括人与人、人与物两方面的关系。在医学审美交往和审美活动中出现的人际关系有两种：一种是医学审美主体即治疗者与求美者之间的审美关系。这时的治疗者是美容医学审美的主体，他们具有自身的美容医学审美需要、审美动机、审美意识、审美选择和审美评价能力，他们将掌握的美容医学规律和内在美容尺度运用到审美客体即求美者的容貌形体的维护、修复、塑造上。在美容医学实践中，求美者是有意识、有主观能动性的人，他们并不是被动的审美客体，而是以审美主体的姿态出现。当求美者作为审美主体的时候，他们会根据自身的医学审美观点和需要进行审美评价，并对治疗者所实施的美容医学过程进行评价和选择。

美容医学中治疗者与求美者建立的关系也是一种特殊的医学审美关系，其特殊性在于以容貌形体审美为对象，美容治疗者与求美者共同参与美容治疗的整个审美过程，并需要达成一定程度的共识，这就使得美容医学审美关系成为美容医学实践中不可缺少的重要内容。

在美容医学审美关系中，没有不参与美容医学审美实践的主体，也没有脱离美容医学审美实践的客体。美容医学审美关系所体现的就是在美容医学审美实践中的医患的合作，及治疗者与求美者共同参与的美容医学实践过程。

美容医学审美主体的正确认识和判断、审美能力的发展来源于美容医学审美实践，审美主体的审美评价正确与否要靠医学审美实践来检验。没有医学审美实践，就不会有医学审美主体与客体之分，也无法形成美容医学的审美关系。

三、人体美的特征

（一）人体美的基础是健康

健康是容貌形体美的基础，人体生理功能健全和机体健康是容貌形体美的基础，任何一种美都离不开审美对象本身所具有的正常规律，人体美也不例外。如果人体生理功能出现问题，会直接影响到容貌形体的审美，并有可能形成容貌形体的生理缺陷，而容貌形体的生理缺陷又会引发心理问题，进而影响人体美感。只有身体健康，美才会长久，才是真正的美。

（二）人体美的性别特征

1. 女性美的特征　一般以大眼、重睑、目光生动为美，五官位置比例符合“三停五眼”的标准。丰满而有弹性的乳房、适度的腰围、结实的臀部以及健美的大腿等，这是体现女性特有曲线的重要部分。从现代审美观点来看，女性的形体应倾向于丰满、挺拔，拥有健美而富有弹性的肌肉，以及充满青春活力的精神面貌和气质。

2. 男性美的特征　男性美是男性形体和气质风度的综合表现。一般以五官端正、面部轮廓粗犷、骨骼生长发育正常、肌肉发达匀称、皮下脂肪适度、两肩对称且宽、脊柱曲度正常、胸脯厚实、腿长而且肌肉线条柔和、足弓高而有力、毛发较多、皮肤黝黑、躯体呈上宽下窄的“三角形”等。从美学原则上来看，男性主要以“阳刚之美”取胜，其表现为粗犷健壮、刚毅豪放的力量美，西方学者称之为壮美。

（三）匀称美

匀称美是指男性、女性身材比例达到科学标准计算出来的规定范围，身体线条均匀，起伏有度。以上身、下身、腰围来衡量所达到的身高、体重以及腰围的比例程度，基本符合黄金分割规律。

（四）弹性美

弹性美是指人体的肌肉松紧度的表现。女性在表现弹性美时，强调肌肉是否富有弹性、不僵硬、不松弛；男性的美在于体魄的强健与力度，男子的肌肉应发达，阳刚与力的凝集形成了男性美。

（五）气质美

气质美是人体美的最佳表现形式，它是可以通过特殊训练而达到的一种状态。表现在走路时抬头平视前方、双肩下沉、挺胸收腹，女性步子均匀柔和，男性步态刚劲有力的状态。

（六）性感与美感

1. 性感与美感的关系　人体美感来源于人体丰富多彩的美学要素。由于人体是自然美与社会美的统一，是世界最为丰富的一种美，所以，人体美感的形成有形式层面的自然要素，也有审美层面的文化要素，同时还有个体人格方面的主观要素。

人的性感，从性成熟开始，至性衰退而慢慢消失。性成熟以前，以天真为美；性衰退以后，以慈祥为美；而在人生最为黄金的时间里，人之美无不与性感相关。因此，性感与美感的因果关系是不言而喻的，性感是人体美感的基础和前提，是构成人体美感的基本要素。

2. 性感的表达　成年人的人体美感以性感为必要构成要件，在绝大部分情形之下，性感又是美感的基础要素。身体曲线一般都是为了传递性感的信息，女人都有大 S 曲线和小 S 曲线，曲线越突出、越流畅便越性感，因为这样的体型足够让人浮想联翩。其次是臀部，它也是传递性感的最诱人的部位。人们通常认为翘臀是最好看、最性感的，它强调了生殖能力。嘴唇也被认为是传达性感的器官，模特在拍照的时候，会将嘴唇微微张开，配以相对矇眬的眼神，是标准的性感表情。一般认为，厚一点、丰满一些的嘴唇更为性感；相反，薄薄的嘴唇是缺乏性感的，而缺乏性感的女人又通常是尖刻的。

3. 性感的误区　为了展示自己的美，人们会不惜代价地追求性感的展示，由于知识、见识、阅历、判断力的缺乏，往往使自己走入误区。性感是由人体结构与器官的形态自然表露出来的。有的女孩子为了展示性感，衣服穿得过于暴露，这样会传递出你很开放的信息。

四、容貌审美标准与判断

（一）审美评价的标准

审美标准（aesthetic criterion）即审美评价的标准。人们在审美评价中总会自觉或不自觉地运用某种尺度去衡量审美对象，这种用以衡量对象审美价值的尺度，就是审美标准。审美标准是具有客观性的。客观的审美标准是对人类审美经验的科学概括和总结，它是人类在各个历史时期的社会实践和艺术实践的产物，必然要随着历史的发展而发展，具有时代的、民族的、阶级的特点，因而不存在什么永恒不变的绝对的标准，而只有历史的具体的审美标准。

审美标准是随历史与文化环境的变化而改变的。人类对自身的审美观念在不断的发展，人体审美标准也在不断地变化。一方面淘汰那些有害人体健康的审美标准，一方面又要对正确的审美标准进行调整和完善。但在各种标准的背后可以发现一些共性的审美范畴。如女性美的标准可以是清秀、艳丽、贤淑、妖冶，也可以是雍容华贵、百媚千娇、纯朴自然、花枝招展等；男性美的标准可以是英俊、俊雅、魁梧、秀气等。这种种不同的类型都可以称为美。可以说，容貌审美的趣味性决定了审美标准的多样性。

（二）审美判断

审美判断（aesthetic judgment）是对客观事物的审美属性的评价。它是由审美认识所产生的必然或直接的心理效果，它通过简单地肯定事物的美与丑的形式或理论上的评价表现出来。审美判断由人的主观感受作出，以情绪反应为其特征。审美判断是一个历史过程。

它的标准在不同时代、社会、民族、国家具有一定普遍性和共同性，也有较大的相对性，在不同生活经历、审美修养、审美趣味、审美能力的人那里表现为一定的差异性。在美容医学实践中，始终存在着美容治疗师与求美者审美判断的矛盾与统一的问题。美容治疗师的审美判断相对客观些，但是也很难说是完全客观的，原因在于，美容治疗师的审美观也要受其主观因素的影响。作为客体的求美者，对自身审美判断的主观色彩就更为突出，有时甚至会十分离奇。

（李丽华）

4 第四章 体像与美容心理

体像是美容心理学中的一个基本概念，也是美容心理学基础研究的核心内容。体像与美容医学有着非常密切的关系，是美容医学实践中的心理学焦点问题，因为求美者或多或少都存在体像问题。体像是个体人格的重要组成部分，是人们在社会生活中，以身体知觉为基础，在生理特征、心理、社会文化价值观等多种因素的影响下逐渐形成与发展起来的。各种消极体像对人们的心理和社会行为有很大的影响，解决体像问题是大多数求美者追求美容的内在动机。

第一节 体 像 概 述

一、体像的概念、特点与意义

（一）体像的概念

1932年神经学者和心理分析学者斯查尔德(P. Schilder)首次提出“体像”这一概念。体像(body image)是指人们对自己的身体外表的感知，或对自己身体的心理解释。体像明显包含了心理成分，人们会对自己的身体给予美学上的价值判断，形成美丑、强弱等主观评价。人们每天都要通过感觉器官获取大量的信息，并在脑中对这些信息进行加工处理，这就是人的认识活动。作为认识活动主体的人不仅能够认识纷繁复杂的外部世界，而且还能把自己作为认识活动的客体。人们能够认识自己的身体、心理特点以及与他人之间的关系，在此基础上形成自我意识。其中对自己生理性躯体自我认知的结果即为体像。

传统意义上的体像概念，一般是指自我体像，也就是说在脑中形成的关于自己身体的图像。自我体像在许多情况下可能明显不同于其客观的身体情况，或者说明显不同于其他人对他的感知。比如，有人认为自己容貌或身体的某一部分丑，可在别人看来他并不丑。

广义上，体像不仅指人们对自己身体形态上的认识和审美评价，还包括与身体密切相关的面部表情、动作姿势等起传递情感信息和人际交往媒介作用的非言语系统，即人类的身体语言。维尔德(Van der Velde，1985年)认为，体像还整合了个体对他人评价的解释，即别人对我们的身体外貌总会有一定的反应，而我们对别人的反应有自己的理解和认识。维尔德还认为，体像也包括了个体对他人的身体外表和身体语言的感知，这就是相对于自我体像的外部体像。

体像与情绪和人格不可分割地结合在一起，为个体活动提供了一个重要的参考系统，也为个体自我评价提供了一个基础。体像对人们的心理和行为会产生非常重大的影响。在人际交往中，人们常常要顾虑别人会怎样看待自己的身体形象。每个人都有自己特定的审美标准，这些审美标准制约着人们对别人身体的评价，也影响着人们对自己身体的评价，并进而影响到自己的人格和行为方式。例如，一个自认为长相丑陋或身材矮小的人，可能觉得其他人会因为他其貌不扬而不愿接近他，其自尊心和自信心就可能受到伤害，从而逐渐形成自卑、孤僻的性格，社会行为也可能减少，甚至封闭自己。

（二）体像的特点和意义

1. 体像构成的完整性　斯查尔德强调体像构成的完整性，即主张“人们只有一个完整的体像”。人们通过感知去认识自己的身体，经过主观评价后在脑中形成一个关于自己身体的完整的心理图像(包括对身体的认知、看法和情绪态度)。实际上，体像的完整性只是相对的，人们不可能形成一个绝对完整的唯一的体像。一方面，体像本身就是在不断发展变化的；另一方面，人类的认识能力是有限的，不可能对自己形成真正全面完整的认识。例如人的视觉就具有局限性，我们无论是用眼睛直接观察还是通过一些媒介(如镜子、照片等)间接观察自己的身体，看到的都只是身体的一部分，形成的就是各不相同、独立的体像。从体像的情感成分来看，人们在照镜子时，有时欣赏自己，有时则不然。这也表现出不同时间有不同的体像。所谓体像的完整性只是某种意义上的完整，实际上是无数体像的集合体，是人们对自己的身体认识在整体上形成的一个概念或者相对完整的心理图像。

2. 体像与人格的统一性　体像是广义人格的组成部分。人格的中心是自我，自我的重要成分包括“自我意象”，即自我认识的形象，体像恰恰是自我意象最重要的内容。体像与人格之间相互作用、相互影响，有着内在的有机联系，体现了个体生理与心理两方面的统一。一方面，体像是自我概念发展的基础，决定了人格的结构，影响着人格的形成与发展。一个有积极体像的人，就会有与之相统一的自信等良好的人格特征。正如美国心理学家乔拉德(Sidney M. Jourard)所言：一种正确的身体观念对于健康人格的形成是很关键的。另一方面，已经形成的人格特征又会影响个体对自己身体的认识，使其体像发生变化。一个自信、乐观、开朗的人对自己的身体容貌也会持积极的态度，形成积极体像。

3. 体像是人际交往的基础　人际交往是人们生活中必不可少的最基本的社会活动。在人际交往中，人与人沟通的方式除言语沟通外还有非言语沟通，身体语言是非言语沟通中最重要的媒介。人们通过表情、手势、动作、姿势等身体语言传递思想和情感等信息，身体就是传递这些信息不可缺失的载体。所以体像是人际交往的途径之一，体像在交往双方之间传递特定的信息。

人类具有爱美的天性，良好的身体形象能博得他人的好感。在人际交往中，第一印象是非常重要的，有些工作对人的外貌有较高的要求，这都需要个体有意识地设计自己的外部体像，给他人留下好印象，以促进人际交往。外貌是影响人际吸引的因素之一，研究发现，丑陋的相貌对他人缺乏吸引力。也就是说，消极否定的外部体像会在一定程度上妨碍人们的人际交往。可见，体像在人际交往中具有极其重要的意义。

二、体像与美容医学

体像与美容医学关系十分密切。美容医学的产生和发展是为了满足人们追求身体美的心理需要，人们寻求美容医学帮助是因为对自己的身体外表存在不满。所以体像是美容心理学中的一个核心问题，也是美容医学中的焦点问题。

（一）美容医学的目的——重塑体像

美容医学不同于一般的整形重建手术。美容医学治疗不仅仅是修补身体缺陷，重塑人体外部形态，更为重要的是通过美容医学的手段提高求美者对自己身体的认知和评价，也就是改善或重建求美者的体像。十多年来，美容医学迅速发展，寻求美容医学帮助的人越来越多，似乎形成了一种流行趋势。体像在人们作出美容决定中起着最主要的作用，扮演着一个最主要的角色。不少人就是因为存在不同程度的体像困扰或体像障碍而去美容，通过美容能在一定程度上改变或重塑自己的体像，减轻或消除体像困扰。在西方一些文献中，常常使用体像治疗（body image treatment）与体像手术等术语，以将美容手术与一般的整形重建手术相区别。在许多情况下，通过美容手术只是消除了一个微小的容貌缺陷，但对求美者心理的影响是巨大的，极大地改善了求美者的自我体像。可见，美容医学的目的就是帮助人们重塑自己的体像。

（二）求美者的特征——体像困扰

由于文化因素的影响，人的身体外表、容貌具有社会价值。无论是在人际交往中还是在职业场所，美好的外部形象都占有一定的优势。人们自然非常关心自己的身体形象。当一个人对自身容貌形体存在不满时就可能形成消极体像，进而产生各种各样的体像困扰甚至体像障碍。体像困扰实质上是一种心理上的困扰，消除这种困扰的途径之一就是美容。

许多研究报告表明，求美者中存在大量的与体像有关的心理问题。求美者普遍对自身容貌形体持否定性评价，表现为自我否定、自我蔑视、贬低自我、自己不接受自己等。有些求美者还存在体像障碍，刘晨等（2008 年）的研究发现，整形美容外科受术者体像障碍的患病率为 10.3%，体像困扰者则要多得多。求美者术前普遍地自我缺陷意识强烈，非常关注他人对自身体像的评价。对许多求美者而言，并非是认识到美而美容的，而是由于意识到自身的丑，或者说是对自身容貌形体的不满而美容的。

（三）美容医学的手段——体像纠正

求美者一般都存在不同程度的体像困扰，通过美容医学的手段可以帮助求美者纠正体像，减轻或解除体像困扰，建立起良好的体像。美容医学的手段不仅是美容手术，也包括心理医学、精神医学配合美容手术治疗或单独运用心理治疗。

国内外大量研究表明，美容手术能够明显改善受术者的体像。整形美容外科可以显著纠正体像障碍患者的病态体像。美容手术不仅可以改变一个人的容貌体型，让人变得漂亮，而且会产生积极的心理效应。身体外形的修复、容貌的美化使人重新找回了自身价值，恢复了人的自信。许多容貌缺陷者在手术后都有获得新生的感觉，特别是那些容貌缺陷较为严重者。Arndt 等（1986 年）对 22 名美容受术者术前、术后进行了 Hay 容貌缺陷评分与自尊心的心理测量研究，结果表明，严重面部缺陷的美容受术者的容貌缺陷自我评分在术后两年内有非常大的降低，与此相伴随的是自尊心的大幅度提高。这说明美容手术可以有效地改变求美者的体像，促使其体像向积极方面发展，从而提高他们的自尊心。

有些求美者并无身体上的缺陷或者仅有微小的缺陷，却强烈要求美容。也有少数求美者的美容手术本身很成功，容貌也得到了极大的改善，可求美者并不满意，其体像未发生积极的变化。这些问题就不是手术能解决的了，一方面可能是求美者存在心理问题或者心理障碍，另一方面则可能是容貌的变化带来的心理适应问题，这就需要运用心理治疗、精神治疗或者心理治疗与美容手术治疗相结合的方法来帮助求美者纠正体像。Ohjimi（1988 年）

与精神病学家合作诊治 Kitasato 大学附属医院整形和美容外科的 25 名具有心理障碍的求术者,结果表明,心理治疗组和手术组在体像改变方面取得了同样好的效果。所以,无论是哪一种美容医学的手段,只要能有效地纠正求美者的体像,都可以达到解除体像困扰、重塑体像的目的。

第二节 自我体像的形成与发展

一、知觉与体像

(一) 知觉

知觉是人脑对直接作用于感觉器官的客观事物整体的反映。知觉是在感觉的基础上产生的,它是感觉信息在人脑中整合后的结果。知觉是以生理机制为基础的纯粹的心理活动,它受到各种心理因素如兴趣、需要、动机、情绪和态度等的影响,使人的知觉具有一定的倾向性,所以不同的人对同一事物知觉结果不同。根据知觉对象的性质,可将知觉分为物体知觉和社会知觉。

1. 物体知觉(object perception) 是人们对物或事及外部关系的知觉。根据物体知觉反映的事物的特性,把物体知觉分为空间知觉、时间知觉和运动知觉。空间知觉是人对物体的形状、大小、距离(远近)、方位等空间特性的知觉;时间知觉是人对客观物质现象延续性和顺序性的反映;运动知觉是人对物体在空间中的位移的知觉。

2. 社会知觉(social perception) 是指个体对社会环境中的人和群体中的社会现象所产生的直觉判断和初步认识的过程。社会知觉包括对他人的知觉、人际知觉和自我知觉。对他人的知觉是指与他人交往时通过对他人的外部特征的观察,来认识判断他人的需要、动机、兴趣、情感和个性等心理活动的过程;人际知觉是指对人与人之间相互关系的认识,包括自己与他人的关系和他人与他人的关系;自我知觉(self perception)是指一个人对自己的身体、思想、感情、需要、欲望、动机、个性等的认识。

(二) 身体知觉与体像

身体知觉(body perception)是对人的机体内部状态和外部形态的知觉。体像实际上是人们对自己身体感知的结果,所以身体知觉是体像形成的基础。与体像有关的身体知觉包括物体知觉和社会知觉,因为对人身体的认识既包含对其物理特征的认识,又包含对其社会价值的认识。

内部身体知觉是对个体内脏器官功能状态的知觉,如口渴、饥饿、腹痛等。体像是对身体外表的认识,所以内部身体知觉不能形成体像。外部身体知觉是通过外部感觉器官对身体各部分的认识。因此,外部身体知觉是体像形成中的首要心理成分。在体像形成过程中涉及的物体知觉主要是空间知觉。

体像形成的主体和客体都是具有复杂社会文化背景和心理背景的人,体像形成过程中就必然包括了社会知觉,即人对人的知觉。对一个人的认识远比对物的认识要复杂得多,因为人们无论是在认识自己还是认识他人时都要受到各种心理社会因素的影响,使得人们的认识产生很大的偏差。"情人眼里出西施"正是由于情感因素影响产生的认知偏差。

前苏联心理学家 A. A. 博达列夫让甲、乙两组大学生观看同一个额头高耸,眼睛深陷的人的照片。在观看照片之前，先对甲组被试者说明此人是个屡教不改的罪犯，对乙组被试者则称此人是位著名的学者。然后让两组被试者分别根据此人的相貌说明其性格特征。结果甲组被试者说，此人深陷的目光隐藏着险恶，高耸的额头表明死不悔改的决心；乙组被试者则说，此人深陷的目光表明思想的深刻性，高耸的额头则表明在科学道路上无坚不摧的坚强意志。这就是社会知觉中的先入为主的偏见。

与体像有关的身体知觉必然要受到社会文化价值观、审美观和个体的需要、态度、情感、人格等因素的影响。这些因素上的差异，导致人们面对同样的身体条件会产生不同的身体知觉，进而形成不同的体像。

二、自我体像的形成与发展

（一）自我体像的形成与发展

体像是人们对自己身体认知的结果，那么认知能力的发展则是体像形成与发展的基础。体像是人格中不可分割的重要成分，是自我的关键内容之一，而自我又是人格的中心，所以体像是以认知能力的发展为基础，伴随着自我的产生而产生，伴随着自我的发展而发展。

心理学的研究表明，在个体认知能力中感知觉是最先发展且发展速度最快、最早成熟的心理活动，在婴幼儿认知活动中一直占主导地位。瑞士儿童心理学家皮亚杰（Jean Piaget）的认知发展理论认为，0～2 岁婴幼儿处于感知运动阶段，婴幼儿最初就是通过感知觉获取周围环境的信息并以此适应周围世界。其中自然也包括了通过视觉、触觉、运动觉对自己身体物理特性的最初、最直接、最简单的认识，这正是体像产生的起点。

美国心理学家威廉·詹姆斯（William James）第一个把自我分为"主体我"（I-self）和"客体我"（Me-self），即作为认识主体的我和作为认识对象（客体）的我。8 个月之前的婴儿的主体我认知尚未发展，只是把自己的身体当作无数客体中的一个来认识，这只是体像产生的起点，真正意义上的体像还并未开始发展；9～12 个月的婴儿产生了初步的主体我，能将自己作为活动的主体来认识；12～15 个月的幼儿，主体我得以明确的发展，这时已能区分自己与他人，在此基础上客体我开始发展起来；15～18 个月的幼儿开始能把自己作为客体来认知，表现为可利用外表特征认识自己，也就是说开始在脑中形成关于自己身体的形象，这正是体像形成的第一个阶段；18～24 个月时，已具有明确的客体我的认知，这一时期的幼儿有了用语言标定自我的能力，具有用适当人称代词（如我、你）称呼自己和他人的能力，这是个体自我意识发展的第一个飞跃。这一时期的体像仅仅是对自己躯体部分的具体特征的零散的感知，还没有主观评价因素的参与，也就没有美丑、好恶的情感成分。

2～3 岁幼儿语言发展非常迅速，到 3 岁时基本掌握了母语的语法规则系统。在运用语言与他人交往中，对他人（尤其是父母）的评价已有了反应。比如，当别人说他真漂亮、真乖时他会感到高兴，也就是说对于他人对其身体的评价已经产生了情绪体验，体像中已经渗入了情感成分。但这一时期幼儿的自我评价主要依从成人的评价，情绪体验也不深刻，实际上幼儿自己并未形成美丑观念，对自己的身体还没有开始真正的审美过程。但是这个年龄段的小孩已经开始接受社会审美的影响，Thompson 等（1999 年）举了一个 2 岁女孩的例子，她被问道："等你头发长起来以后，你希望它同妈妈的头发一样吗？"小女孩回答说："我想要我的头发像芭比娃娃一样。"对于小孩来说，玩偶提供了一个切实的身体形象。甚至有成年女性为接近芭比娃娃的身体形象而寻求整形手术。有研究表明，对身体不满的根源很可能在于儿童两三岁时发生的早期耻辱体验。如父母的批评和羞辱，以及同伴的拒绝都会导致对他人消极评价的恐惧，以及开始产生这样的想法，即别人认为自己没有吸引力。

学前期儿童(4～6岁)交往范围越来越大，在接受外部评价的过程中逐渐开始有了独立的自我评价，从对外部行为表现的评价向内在品质评价转化。外部评价作为一种社会影响不断地灌输给儿童，儿童接受这些影响并内化为自己的心理成分，开始了价值观(包括审美观)的发展。这一时期的儿童会将自己的身体与他人的相比较，对自己身体形成初步认识，由于他人评价的作用，对于身体的美丑开始有了朦胧的感觉，积极体像和消极体像就此出现分化。所以，学前期是儿童形成积极或消极体像的第一个关键期。

学龄期儿童(6～12、13岁)开始了学校生活，同时也扩展了其人际交往。他人对儿童身体特征的评价比来自父母的评价更为直接，如学校教师在安排学生的某些社会和体育活动时，会把儿童的相貌、身高、体型、肤色等作为一种条件，身体条件相对差一些的儿童可能被排斥在外。身体上的劣势变成了儿童一种潜在的折磨和羞辱，儿童开始重视外界对其身体的评价，并对其身体容貌的作用有了意识，体像得到更进一步的发展。大部分儿童常常因为他们的外貌受到嘲笑和欺凌，并发现嘲笑最令人苦恼的高峰年龄是七八岁，因为在这个年龄段，他们还没有发展出必要的认知技巧来有效处理他人的言语攻击。而男孩比女孩更容易遭到嘲弄，虽然女孩与男孩相比，彼此的“肥胖讨论”较多，但青少年男孩比女孩更多地报告同伴对他们身体的消极评价。在身体不满意上的性别差异出现在8～10岁(Cusumano，2001年)，约有40%～70%的青少年女孩报告说对自己的外貌的某些方面不满意。父母的影响也是很大的，父母喜欢子女在童年早期的长相，但随着年龄的增长，不满意水平似乎在增加。

进入青春期以后，伴随着身体的发育、抽象思维能力和自我反省能力的增强，他们开始将自己的注意力集中到发现自我、关心自我的存在上来，对自己身心方面的认识更加丰富和深入，开始形成心身统一的自我。同伴的影响也是巨大的，渴望融入群体和被认为是“正常”的是青春期健康的重要方面，身体外貌也常常作为评价个体能否融入同龄人群体首要考虑的方面。所以，青少年强烈关注自己的外貌和体征，常常花大量时间在镜子前观察自己的容貌、体型、发型、衣着，反复研究自己身体的各个部分，在镜子前试探自己的各种动作、姿态。评价自己哪里好看，哪里不好看；哪种动作姿态优美，哪种动作姿态丑陋。时常和朋友探讨自己在别人眼中到底是一个什么样的印象。这些对身体不同部位的自我研究导致体像的不断增长和积累，最终形成一个相对完整、充分的体像。

青春期是个体形成积极或消极体像最为关键的时期。如果一个人接受自己的身体外表并持肯定的态度，喜欢自己的身体，那么最终形成的将是一种积极的体像；反之，这一时期对自己的身体外部物理特性不能认可，对自身持否定的态度，看不惯甚至厌恶自己身体的某些部位，则可能形成消极的体像。

（二）影响体像形成的因素

1. 人格的影响　体像是人格的重要组成部分，人格是否健康正常发展在体像形成中具有举足轻重的影响作用。一般人格健康者对自我的认知更为肯定，易形成积极体像；人格不健康者有较多的自我否定和自我贬低，更易产生体像困扰甚至体像障碍。

自我是人格的中心，个体在生活中构建起来的自我概念左右着体像的形成。美国人本主义心理学家卡尔·罗杰斯(Carl Rogers)的人格理论以个体的自我为中心理念，一般称为

“自我论”。罗杰斯提出每个人都有两个自我：“现实自我”(real self)与“理想自我”(ideal self)，前者是个人在现实生活中获得的真实感觉，而后者则是个人对“应当是”或“必须是”等的理想状态。理想自我象征着个体最喜欢拥有的自我概念。现实自我与理想自我的和谐统一就是“自我实现”(self actualization)。“自我和谐”(self congruence)者对自己身体外表的期望与个人实际的身体状况是一致的，对身体的认知评价就是积极肯定的，其体像也必然是健康积极的。

然而在体像形成过程中，任何人都可能面临理想自我与现实自我不一致的问题，也就是自我的不和谐。人的形体和容貌是相当客观的存在，特别是一些基本生理素质条件很难发生根本性的改变，如身高、胖瘦、肤色等。当这些客观的生理条件与个人的身体期望差距较大时(如160cm的小个子却想当NBA球员)，则会对自己的身体产生否定性评价，出现体像蔑视。

性格是人格的核心成分，是人对现实稳定的态度和与之相适应的习惯化的行为方式的心理特征。不同性格的个体对人、对事、对物的态度体系不同，对自己身体的态度和看法也不同，会产生不同的认知评价。因此，个体的性格特征也会影响体像的形成与发展。

马如梦等(2006年)用多维自我体像关系调查问卷(MBSRQ)和15FQ(Fifteen Factor Questionnaire plus)十个性因素问卷，对美容受术者的自我体像与人格的相关性进行了研究。研究结果表明，人格各因素与体像量表的各维度存在显著相关，说明性格特征会影响对自我体像的认识。总体上，具有积极性格特征者(如热情、健谈、好交际、自信、情绪稳定而成熟等)的自我体像的相貌评估、舒适倾向、健康倾向和身体部位满意度均高，对自己的相貌相对乐观，对自己的体像比较满意；具有消极性格特征者(如以自我为中心、内向、畏缩、自卑、敏感多疑等)更在乎自己的容貌，对容貌的满意度低，更容易形成消极体像，产生体像困扰。

2. 性的影响　男性与女性躯体上的差异本身就是一种性信号或性标记。青春期由于第二性征的出现，身体上发生较大的变化，青年人会对身体变化给予强烈的关注；随着性功能的成熟、性冲动的产生，心理上也会发生巨大的变化。这些因素都会影响到青年对自我的认识，影响体像的形成，当青年对以第二性征为重点的体像不认可，而且很难将其改变时，就会出现体像烦恼和焦虑。性对体像的影响包括两个方面，一是性别的影响，二是性意识的影响。

体像烦恼存在性别差异，女性青少年对形体、容貌等的关注程度高于男性，体像烦恼的发生率也高于男性，说明女性青少年体像烦恼的问题更为严重。高亚兵等人(2007年)的调查发现，女性青少年体像烦恼的发生率为27.6%，男性青少年体像烦恼的发生率为15.9%。这可能是因为社会文化因素的影响，女性青少年比男性更为关注身体自我，且喜欢互相攀比和过于追求完美，同时，女性青少年的个性更为敏感细腻和不稳定，这些都造成女性青少年更容易诱发体像烦恼。

青春期性意识的发展，使青少年对异性表现出极大的兴趣，随之而来的就是各种形式的性追求。在与异性相处或者是追求异性中，外表形象是两性吸引的重要因素，如男性高大健壮的身材、线条刚劲的面容，女性健康匀称的身材、清秀柔美的面容更能赢得异性的青睐。这会促使青少年更加关注自己的身体形象，也会导致青少年对自己的体像产生过高的自我期望。当这种期望不能得到满足时就可能夸大自我缺陷，最终产生体像烦恼。在如今性开放的社会里，有许多体像问题恰恰就是性的问题，并且与人身体的性器官有关系。上海性社会学研究中心组织的“中国性文明调查”发现，男青年在身高、性器官方面的体像烦恼和焦虑相当普遍，而女青年在体型肥胖、乳房方面的体像烦恼和焦虑比较普遍。

性侵害（尤其是儿童性侵害）对体像的影响不容忽视。在西方一些国家，儿童性侵害是一个比较普遍的现象。Summit（1990年）认为，儿童性骚扰可以严重歪曲一个人的世界观、人际关系和自我形象。性侵害的受害者在其一生中都可能深受其害，特别是体像损害。他们可能对自己的身体及性器官感到厌恶，会不断地寻求美容整形手术来改变自己的体像，有的受害者甚至可能残害自己的身体和性器官，以达到回避令自己讨厌的体像的目的。

3. 社会文化价值观的影响　体像是一种社会知觉，社会知觉的过程必然受到社会文化价值观的影响。越来越多的研究发现，社会文化影响对体像的发展是至关重要的。社会文化主要通过各种文化媒介对个体施加影响，向大众灌输社会价值观，包括人体审美观。

寻求美容的女性明显多于男性，有人认为是女性比男性更爱美，其实不然。这主要是父权制文化导致的男女不平等，使女性成为男人欣赏对象的结果。“女人被欣赏”的文化，导演了女人应该像女人、女子为男子悦而美的现实。时至今日，女人们也无法彻底摆脱被欣赏的地位，自然也就成了美容业的主要顾客。这也是女性比男性更关注自己容貌的原因之一。

唐代女性以丰腴为美，欧洲淑女曾经的“合掌蜂腰”，日本妇女曾经的“束胸”，中国妇女曾梦寐以求的“三寸金莲”，无不是对当时文化对人们体像影响的最好的诠释。现代社会性态度的转变，电视、杂志等各种媒体铺天盖地的减肥、丰胸、肥臀、束腰的广告影响了当代女性的人体审美观，女人们也更大胆地展示其身体的性魅力。电视、杂志、网络、广告牌等展现给人们的大都是富有吸引力的、具有完美外表的个人形象，无形中传递给人们这样一种观念，即一个人想要成功就应该去追求身体的完美。当个人的身体外形与大众普遍的审美观念有较大差距时，则会出现“不合标准”的心理压力，可能产生体像烦恼和焦虑。于是人们便有了美容的需要，寻求各种美容手段改变自己的身体形象，纠正自己的体像。这也说明了社会审美观变迁对自我体像的影响。

三、体像对人格的影响

体像与人格是一个有机的统一体，不仅人格因素会影响体像的形成与发展，体像也会影响个体的人格发展。一般而言，肯定性的体像对个体的人格发展具有积极意义，有利于个体形成健康的人格；反之，否定性的体像则会妨碍个体人格的发展，对人格发展产生不良影响，出现各种人格方面的问题，有的甚至演变为人格障碍，严重损害其社会功能，致使自己痛苦，也给他人带来烦恼。

（一）体像对自我的影响

美国心理学家詹姆斯把自我划分为三个部分，即“生理自我”、“心理自我”、“社会自我”。生理自我是指个体对自己身体的意识，也称为躯体自我，包括对自己身材、容貌和性别等的认知；心理自我是指个体对自己心理特征的意识，也称为精神自我，如对自身性格、气质、情绪、智力、态度和行为特点的认识；社会自我是指个体对自己在社会关系以及自己在社会关系中的地位的意识。

个体对生理自我认知的结果便是形成自我体像，这是个体的自我系统中最早发展起来的部分，是整体自我概念中的一个基础而重要的部分。如果一个人的体像是消极的，那么他对自己身体的生理特性的评价必然是否定的，这就可能导致其对心理自我和社会自我的否定，形成消极的否定的自我概念。对自我总体价值的情感评价形成个体的自尊，消极体像会降低人的自尊。高亚兵等人(2006 年)的调查结果显示,青少年学生体像烦恼越严重,自尊水平越低。这说明身体自我概念是整体自我概念中的一个重要的组成部分,如果对自己的身体不满意,形成消极体像,会对整体的自我概念产生消极影响。

(二)体像对性格的影响

性格在人格结构中是具有核心意义的成分。性格是具有好坏性质的人格特征,会影响到一个人的社会成就。良好的性格品质无论是对自身健康,还是个人生活和社会功能都有积极意义;而不良性格会影响健康,也会影响到个人的发展,给人的一生带来消极影响和痛苦。

个体的消极体像会影响到性格的发展。当然,个体的身体条件对性格的影响是通过社会评价作用而间接影响性格发展的。比如,一般身体上有某种缺陷者似乎性格更为内向,自卑的可能性也更大些。这是因为人的身体,尤其是容貌外表本身就具有社会价值。一个在身体上存在缺陷的人,可能会得到他人更多的同情,也可能会受到他人更多的轻视,久而久之,其主观价值感就会越来越低,从而形成内向、自卑等不良性格。

有研究发现,个体消极体像越严重,越容易形成如下不良性格:情绪易激动、易生烦恼、心神动摇不定、易受环境支配;过于谦逊、顺从、恭顺、怯懦;严肃、过分审慎和冷静、沉默寡言、孤僻;畏怯退缩、缺乏信心、自卑;敏感多疑、感情用事、狭隘、嫉妒、敌对;刚愎自用、固执己见;忧虑抑郁、烦恼自扰;矛盾冲突、不顾大体;内向、羞怯;困扰不安、优柔寡断;易激动、暴躁、焦虑、常有不满感。体像障碍患者的性格特征更倾向于缄默、孤独、冷漠;紧张困扰、激动挣扎;内向、羞怯。

第三节　消极体像与体像错觉

一、消极体像的含义与种类

(一)消极体像的含义

体像可分为积极体像和消极体像。积极体像(positive body image)是一种有利于个体自我肯定、自我接受的体像,对个体心理发展具有积极的影响作用,也称为肯定性的体像。消极体像(negative body image)是一种不利于个体自我肯定、自我接受的体像,对个体心理发展具有消极影响作用,也称为否定性的体像。消极体像可以是对自己身体体型和身高的不满,也可以是对面容、头发、肤质、肤色以及手臂、脚、手、胸部、臀部、肩部等身体部位的不满或缺陷感。

青少年中,尤其是青春期少女普遍存在消极体像。摩纳哥 Dan C. Moore 等(1988 年)报告,青春期少女中 67%对自己的体重不满,54%对自己的体型不满。潘晓红等人(2002 年)调查发现,38.2%的青春期少女对自己的体像感到不满意,其中 11.36%对自己的体像很不满意。

消极体像者会苦恼于自己的身体未被"装配好",对其外表和身体感到不舒服,并因此而烦恼和焦虑。消极体像对个体的身心健康都可能造成不良影响,如潜在的健康问题(进食障碍、强制锻炼等)、自尊减少、成就动机减弱、自我价值感降低、缺乏自信等。

(二)消极体像的种类

消极体像有众多的表达术语,一般根据对个体影响的程度,可将其分为体像困扰(body

image obsession)和病态体像两大类。个体对自己外表的适度关心是正常的，而对自己身体外观的过度关注则会产生体像困扰。体像困扰主要是指体像蔑视；病态体像是一些与体像有关的心理障碍，包括神经症或精神病症。

1. 体像蔑视(body image disparagement) 体像蔑视是一种慢性的心理困难或失调，是对自身容貌形体否定评价的结果，并以一系列贬低自我为表现的心理困难。体像蔑视主要表现为自我否定、自我蔑视、自己不接受自己，常伴随着一定程度的自卑感，并有自我封闭、自我放弃等行为。

体像蔑视在容貌形体缺陷者中较为常见，而且具有一定的顽固性，是一种难以治愈的心理失调，而且一时很难消除，即使是在其容貌形体缺陷得到修复或改善后也是如此。Colleen(1983 年)调查结果发现，肥胖者在生活中常因其体型遭到他人的羞辱，被调查者中的 48%存在某种程度的体像蔑视，39%存在严重的体像蔑视，只有 13%没有体像困扰；而在非肥胖者中只有 10%存在严重的体像蔑视。

2. 体像变形(body image distortion) 体像变形是指个体对其身体的知觉明显不同于他们真实的身体形象。体像变形实质上是一种体像错觉，类似于人们在“哈哈镜”中看到的是自己变了形的身体。人天生就对自己很挑剔，很难正确认清自己。在自我体像形成中，人们总是倾向于将自己与他人进行比较，尤其是与媒体推崇的偶像标准进行比对，而这一标准本身就是对健康体像的一种歪曲。当自己的身体外表与这些所谓的标准形象有差距时，人们可能夸大自己的不足，产生体像变形。

体像变形在青春期是一种比较普遍的现象，也是这一阶段的正常现象。青春期身高、体型迅速变化，第二性征出现，女孩子乳房、臀部变大，大腿增粗，逐渐发展为“梨形”体型，在与那些时尚模特比较时，她们感到自己的身体比实际的更沉重和臃肿；而男孩子的身高迅速增加，会感到自己的身体变得非常细长了，事实上身体并非他们认为的那么瘦削。这一时期如果过分关注自己的身体，对自己身体形象的不满意程度不断加深，就可能影响到自我体像的确立，严重的则可能形成体像障碍。

3. 体像障碍(body image disturbance) 体像障碍是指个体对自身躯体形态的歪曲认知。体像障碍是精神或病态心理的一种症状，国内外，体像障碍均可以被看做是一种精神症状或病态心理的表现。相当一部分患者并不能意识到自己是心理上的毛病，不去寻求心理或者精神方面的治疗，而是到美容和矫形外科、皮肤科等纠正其想象的容貌缺陷。但通过矫形治疗或美容并不能改变其对自己身体容貌的不满。体像障碍患者常常每天沉浸在自己想象的缺陷部位，为自己的容貌而痛苦，对外界的一切事物都失去了兴趣，这会严重地影响他们的社会功能。

4. 躯体变形障碍(body dimorphic disorder，BDD) 躯体变形障碍是指在客观上躯体外表并不存在缺陷，或者有极其轻微的缺陷，但其主观想象具有奇特的丑陋而产生的极为痛苦的心理病症。躯体变形障碍是体像障碍的一种，在欧洲和美国，体像障碍被看做是一个独立的病症，被命名为“躯体变形障碍”。

二、错觉概述

(一) 错觉的含义

错觉(illusion)是指人在特定条件下对客观事物必然产生的某种有固定倾向的歪曲的

知觉。知觉作为一种心理活动，本身就具有主观性。人们在知觉事物时会受到经验因素的影响，不可能总是原原本本客观地去反映各种事物，难免会出现差错，形成各种各样的错觉。错觉是客观存在，是有规律的，而不是主观臆想出来的，只要具备了特定的条件，错觉就必然会产生，通过主观努力也是无法克服的。人在停靠码头的船上俯视滔滔江水时会觉得船在动，这是运动错觉；听精彩的演讲时会觉得时间过得很快，这是时间错觉。

（二）错觉现象

错觉现象普遍存在，很早就被人类发现。在《列子·汤问篇》中就载有两小儿争论太阳大小的论述："日初出大如车盖而日中则如盘盂"，孔子也不能解释。古希腊哲学家亚里士多德曾描述过月亮错觉现象。其实这都是大小错觉。

心理学对视错觉研究比较多。视错觉是指人凭借眼睛对客观事物产生的失真或歪曲的知觉经验。如图 4-1 所示。

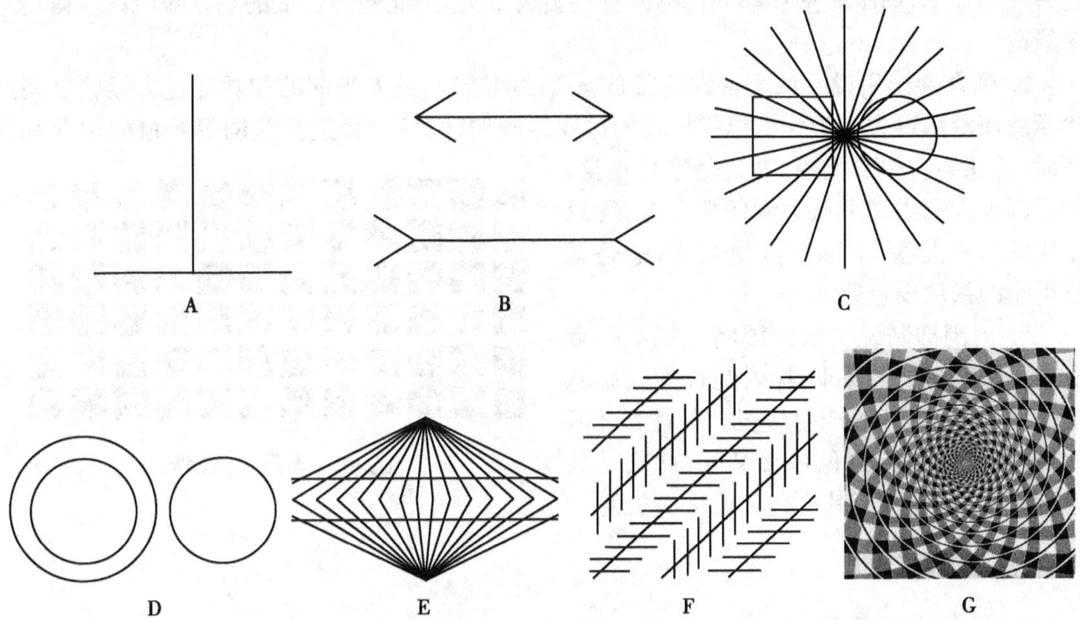

图 4-1　各种错觉现象

A. 线段横竖错觉；B. 缪勒-莱尔错觉；C. 奥伯逊错觉；D. 戴勃错觉；
E. 赫尔岑错觉；F. 佐尔纳错觉；G. 弗雷泽螺旋错觉

1. 线段横竖错觉　图 4-1A 中两条线段长度相等，竖线垂直于横线中点，看起来竖线比横线长些。

2. 缪勒-莱尔错觉　图 4-1B 中两条横线等长，但两端箭头方向不同，看起来下面的横线较长。

3. 奥伯逊错觉　图 4-1C 中有一正方形和正圆，但附上了放射线，看起来并非正方形和正圆。

4. 戴勃错觉　图 4-1D 中是两个面积相等的圆形，但在左边圆外有一稍大些的同心圆，看起来右边的圆稍小些。

5. 赫尔岑错觉　图 4-1E 中两条平行线被多方向的直线所截时，看起来就失去了平行线的特征，感到两条线向中点凹陷。

6. 佐尔纳错觉　图 4-1F 中的数条平行线被不同方向的斜线所截时，产生了两种错觉：一是平行线失去了平行线的特征；二是横截线比纵截线颜色深些。

7. 弗雷泽螺旋错觉　图 4-1G 中有数个同心圆，但在背景作用下看起来是向中心旋转的，像一个螺旋。

（三）错觉理论

心理学家对错觉进行了大量的研究，提出了不同的错觉理论，但迄今仍未有令人满意的。错觉产生的原因多种多样，每种错觉的产生都有其特殊的原因，不可能找到一个理论解释所有的错觉。目前主要有三种解释错觉的理论。

1. 眼动说　认为视错觉是由于扫视图形时受到周围轮廓的影响而改变眼动方向和范围，造成刺激信息取样误差引起的。例如，图 4-1A 中，估计线段长度时眼球需沿线段一端向另一端移动，而眼球垂直移动比横向移动更为费力，因此同等长度的垂直线段就显得比水平线段更长些。

2. 恒常性误用说　认为错觉纯属心理活动的结果，是人当前的知觉与过去经验之间产生矛盾而沿用过去经验作出思维推理的过程。例如，两只手分别托起同等重量的棉花和铁块时，总认为铁块要重些，这就是形重错觉。这是因为人们主观上认为大的要重些，无意中用的力要大些，实际上重量相等，于是就觉得小的铁块要重些。

3. 周围抑制说　认为眼睛注视某一点时，视觉细胞产生侧抑制，周围视觉细胞感受性发生变化，从而产生错觉。如图 4-2 所示，眼睛注视某一白色带交叉处，此交叉处看起来是白色的，而其他交叉处呈浅灰色。

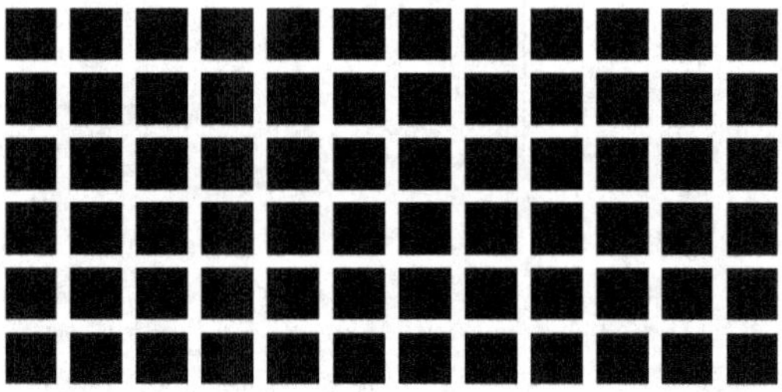

图 4-2　赫氏方格错觉

三、体像错觉

（一）体像错觉现象

人们在认识事物的过程中会产生错觉，体像是对身体的认知，必然涉及人类的知觉过程，在这一对自身身体知觉的过程中出现差错也就在所难免，可能产生各种体像错觉。例如，人们在知觉自己的身高、体重、体型、容貌等方面时都可能产生体像错觉。但是体像错觉不同于一般的错觉，它更多受到心理、社会文化因素的影响。

潘晓红等人（2002 年）的调查研究发现，青春期少女中普遍存在体像错觉，表现为对自己的身体形象判断不准确。被调查者中 58.6％对自己的体像判断不准，其中 48.2％自我评估的体像比实际体像高，10.5％自评体像比实际体像低。在体重评估中的错觉更为严重，82.2％的被调查者评估自己的体重结果比实际的重。这种体重方面的体像错觉可能更多受当前的社会文化审美观念的影响。

（二）体像错觉的心理学原因

知觉是人的一种心理活动，对客观事物的知觉结果不仅仅取决于知觉对象本身的物理特性，还受到个体的主观因素的影响。对人自身的知觉（包括身体知觉）也不例外，同样要受到多种心理因素的影响，也会出现差错，可能产生各种各样的体像错觉。比如，个体在照镜子时，有时觉得自己美，有时又觉得自己丑。体像错觉产生的心理因素主要包括经验与观念、注意、情绪与情感、需要与动机等。

1. 经验与观念的影响　人们对当前事物的知觉过程受到过去获得的知识经验的影响，先前的经验不同，知觉的结果也会不同。刚刚发生过的知觉经验很快整合为一种心理准备状态，影响随之而来的知觉的整合、组织和选择，这种现象被称为“知觉定势”。如图 4-3 所示，如果先看 A 图，然后按 A→H 的顺序看，在知觉印象中则或多或少保留了男子的面形；如果先看 H 图，然后按 H→A 的顺序看，知觉印象中则会或多或少保留女子的人体。

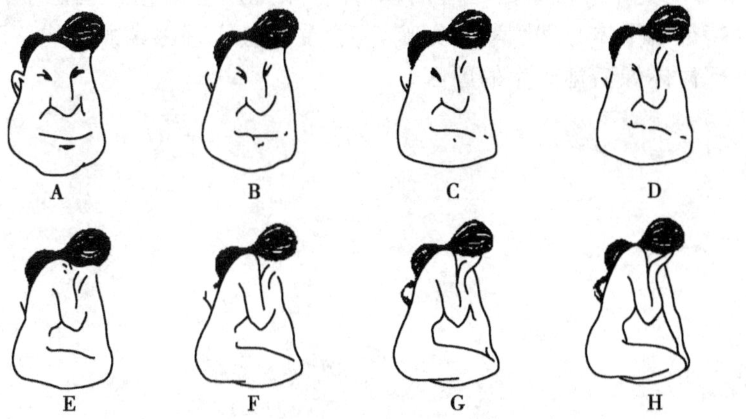

图 4-3　知觉定势

体像知觉同样也会受到人们主观经验的影响。人们在社会生活中获得各种经验，从而形成自己特定的观念，这些先入为主的观念可能导致对人错误的认识，形成体像错觉。《列子·说符》记载：“人有亡斧者，疑其邻之子，视其行步，窃斧也；颜色，窃斧也；言语，窃斧也；动作态度，无为而不窃斧也。俄而掘其谷而得其斧，他日复见其邻人之子，动作态度无似窃斧者”。人的社会文化价值观、人体审美观是复杂多样的，这些观念上的不同会造成人们体像知觉上的差异。比如，同样一个女孩子，有些人会认为她长得很漂亮，而另一些人则会认为她长得并不漂亮，甚至还有点丑。

2. 注意的影响　在知觉活动中，注意就是选择性知觉，注意越集中，知觉就越清晰和深入。当长时间注视一个常见的简单字时，很多人都会觉得越看越不像这个字。当个体集中注意观察自己身体或身体的某些部位时，也可能会觉得越看越不正常，出现体像错觉。尤其是对自己的一些缺陷过分注意时，会导致知觉处于一种敏感状态，越看越觉得难看或丑陋，更容易产生体像错觉，甚至导致体像障碍。

3. 情绪与情感的影响　人类的认识活动总是在一定的情绪背景下进行的，情绪状态不同，对人的知觉也会不同。人们心情好的时候看什么都觉得美好，心情糟糕时会觉得看什么都不顺眼。“情人眼里出西施”，坠入爱河处于热恋中的人会觉得自己的情侣很完美；而分手时互相怨恨，又会觉得对方面目丑陋、令人生厌。事实上对方的面容并没有多大的变化，变的是自己的心情。这就是内在的爱恨情感因素造成的体像错觉。

4. 需要与动机的影响　需要是个体行为的动力源泉。需要会影响对知觉对象的选择和理解，不同的需要会导致不同的知觉结果。有心理学家曾经做过这样一个实验，让一群孩子观察硬币，然后要求他们在屏幕上调节一个发亮的圆，直到认为和硬币的大小一样。实验结果发现一个有趣的现象：相比之下，贫穷的孩子知觉的硬币大小比实际的硬币要大些。因为贫穷的孩子对金钱有更强烈的需求，以至影响了他们对硬币大小的知觉。由此可见需要对人们知觉的影响。

需要基础上产生的动机则是个体行为活动的内部驱动力。动机也会影响到人们的知觉。比如，有些女孩子受到一些所谓“骨感”明星的影响，对自己身材的要求比较高，有强烈的减肥动机，她们往往会高估自己的实际体重，产生体重方面的体像错觉；有容貌缺陷的人，由于求美心切，常常会夸大自己的身体缺陷，出现容貌方面的体像错觉。

总之，体像知觉是十分复杂的心理活动，体像错觉产生的原因也是多种多样的，不仅受知觉对象本身特征和个体心理因素的影响，还会受社会心理因素的影响。因此，必须从社会心理学的角度探讨体像错觉产生的原因。

（兰小彬）

5 第五章 求美动机与行为

动机是人们行为的内在动力。求美动机是一种复杂的社会动机，产生于对求美的心理需要。求美行为源于求美动机，是为了满足爱美、交往、爱与被爱、尊重等的需要而采取的行为。求美行为的原动力是人的审美需要，它是美容心理学研究的重要课题之一，在美容医学实践中，只有正确认识求美者的动机，才能准确把握求美者的心理，才能为求美者提供高质量的服务。

第一节　需要与动机概述

一、需要概述

（一）需要的概念

需要(need)是个体生理和社会的需求在人脑中的反映，表现为个体对某种目标的渴望和欲求。需要是由个体对某种客观事物的要求引起的，这种要求可能来自个体的内部，也可能来自个体周围的环境。当人们感受到这些要求，并引起个体某种内在的不平衡状态时，就转化为某种需要。需要总是指向能满足某种需要的客体或事件。需要是个体活动的基本动力，是个体行为动力的重要源泉，它促使个体朝着一定的方向，追求一定的目标，采取一定的行动求得自身的满足。个体的一切活动都是为了满足需要，如果人的需要得不到满足，就会产生情绪和行为的异常。

（二）需要的种类

1. 按需要起源将需要分为生物性需要和社会性需要

(1) 生物性需要：又称生理性需要，指机体保存和维持生命及延续种族的本能需要，为人和动物所共有。如对食物、空气、水、运动、排泄、休息、避痛、配偶的需要等。人的生物性需要与动物的本能需要有着本质区别。人的需要主要是由人的社会性决定的，具有社会的性质；人的需要的内容以及满足的手段也和动物不同；由于人有意识，人的需要会受到意识的调节与控制。

(2) 社会性需要：又称心理性需要，是指与人的社会生活相联系的一些需要，为人类所独有，是人在社会生活过程中通过逐步学习获得的高级需要。如劳动的需要、交往的需要、成就的需要、社会赞许的需要、审美的需要等。社会性需要具有以下特点：①是由社会的发展条件所决定；②需要的满足多表现在精神方面，如对美的需要、交往的需要等；③常蕴藏于内心世界不轻易外露，别人难以直接察觉；④具有很大的伸缩性，一般具有连续性。

2. 按需要的对象将需要分为物质需要和精神需要　物质需要指向社会的物质产品，并以占有这些产品而获得满足。如对工作和劳动条件的需要，对日常生活必需品的需要等。

精神需要是指向社会的各种精神产品，如对文艺作品的需要、欣赏美的需要、阅读报刊和观看电视、电影的需要等。这些需要是以占有某些精神产品而得到满足的。

以上的分类只是相对的，人的需要是一个多维度、多层次的结构系统，当从某个角度考查需要时，人的各种需要都不是孤立的，在很大程度上它们相互依存、相互联系。精神需要的满足必定要通过某种物质需要的满足来获得，如为了满足知识的需要，就要具备书籍。物质需要又包含有精神需要的内容，如对服装的需要中，既有满足人们御寒、防晒等生理需要，也有满足人们自尊、追求美的精神需要。

（三）需要的层次理论

需要层次论是美国人本主义心理学家马斯洛（A. H. Maslow）提出的。马斯洛认为，需要的满足是人类发展的一个最基本的原则。人的基本需要按其发生的先后次序及层次高低分为五个层次（图 5-1）。

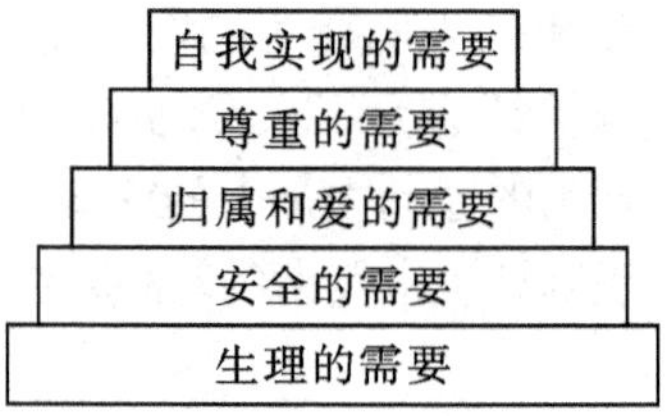

图 5-1　马斯洛需要层次理论

1. 生理的需要　指对食物、水、空气、睡眠、性的需要等，该需要具有种族和自我保存的意义，是人类为了生存而必不可少的需要。生理需要在人类的各种需要中占有优势地位，是一切其他需要的基础。

2. 安全的需要　指人们寻求保护使自己免受生理与心理上侵害的一类需要。在人的生理需要得到满足后，就会产生安全的需要。表现为人们要求稳定、安全、有秩序、受到保护、免受恐吓和焦虑等。如这种需要得到满足，人们就会产生安全感，否则便会引起威胁感和恐惧感。

3. 归属和爱的需要　是个体在生理需要和安全需要获得满足后，产生的进一步的社会性需要。如结交朋友、追求爱情、参加某个团体并在其中获得某种地位等。如果这些需要得不到满足，个体就会有强烈的孤独感，产生极其痛苦的体验。

4. 尊重的需要　指个体对自己尊严和价值的追求。包括：①希望得到别人的尊重，如得到关心、重视、赏识、赞许、支持和拥护等；②个人对自己的尊重，如自信、自强、好胜、求成等。如这种需要得到满足，会使人产生自信心，觉得自己有价值、有实力、有能力、有成就，反之会引起自卑感、软弱感、无能感。

5. 自我实现的需要　是指追求自我理想的实现，充分发挥个人才能与潜力的需要，是最高层次的需要。表现为个体希望能充分发挥自己的才能，充分体现自身的价值，实现所追求的伟大理想，为人类社会作出贡献。

马斯洛认为，五种需要都是人们最基本的需要。一般情况下，先出现低级的生理需要和安全需要，高级需要出现较晚。需要的满足由低层次向高层次不断发展，只有当低层次的需要得到满足或部分满足后，高一级的需要才有可能出现。也就是说，人们只有在满足了温饱和保证安全的基础上，才可能去追求爱，追求美、追求自我实现等高层次的需要。需要的层次越低，它的影响力就越强大，当需要发展到较高层次时，低层次的需要并没消失，只是对人们活动影响的程度减少了。

二、动机概述

（一）动机的定义

动机（motive）是由一种目标或对象所引导、激发和维持个体活动的内在心理过程或内部动力。动机是一种内部心理过程，而不是心理活动的结果。对于这种内部过程，不能进行直接观察，但是可以通过任务选择、努力程度、对活动的坚持性、言语表达等外部行为间接地推断出来。通过任务选择可以判断个体行为动机的方向、对象或目标；通过努力程度和坚持性可以判断个体动机强度的大小。动机必须有目标，目标引导个体行为的方向，并且提供原动力。个体对目标的认识，由外部的诱因变成内部的需要，成为行为的动力，进而推动行为。

动机是在需要的基础上产生的。当某种需要没有得到满足时，它就会推动人们去寻找满足需要的对象，从而产生活动的动机。但是需要产生后并不一定变成动机，只有当需要与外部刺激（现实诱因）结合，激起人进行活动并维持这种活动时才成为活动的动机。

（二）动机的种类

1. 根据动机的性质分为生理性动机和社会性动机　生理性动机又称原始性动机，它以个体自身的生物学需要为基础，如饥、渴、缺氧、疼痛、母性、性欲、睡眠、排泄等动机。生理性动机推动人们去活动，从而满足某种生物学需要。当这种生理的需要得到满足时，生理动机便趋于下降。由于人具有社会属性，人的生理性动机也有强烈的社会生活的烙印。

社会性动机称衍生性动机，它以人的社会文化需要为基础，是后天习得的。其产生与个体的生活环境有密切的关系，它是人类高级心理活动的一种追求。如权力动机、成就动机、交往动机、认识动机（兴趣与爱好）等。只有当社会性需要获得满足时，社会性动机才会缓解下来。

2. 根据动机在活动中所起作用的大小分为主导动机和次要动机　主导动机是指在人们的行动中起主要作用的、推动和指导该活动的主要动机。次要动机是指对活动仅具有辅助作用的动机。主导动机与次要动机的关系是相对的，在某些情况下可以相互转换。

3. 根据动机的来源分为外在动机和内在动机　外在动机是指人在外界的要求与外力的作用下所产生的动机。如人们因受广告宣传的影响而选择某种化妆品。内在动机是指由个体内在需要引起的动机。如人们求美的动机常常出于自身对美的追求，为内在动机。外在动机与内在动机的划分不是绝对的，由于动机是推动人活动的内部心理过程，因此，任何外界的要求、力量都必须转化为人的内在需要，才能成为活动的推动力量。

4. 根据动机的意识水平分为有意识动机和无意识动机　有意识动机是指人的动机有一部分发生在意识的水平上，即人能意识到自己的行为动机是什么，也能意识到自己的行为在追求什么样的目标。无意识动机指部分发生在潜意识中的或没有清楚意识到的动机。

5. 根据动机持续作用的时间和影响的范围分为长远动机和短暂动机　长远动机是一种对活动影响深刻而持久的动机，作用范围广，稳定而不受外界偶然情境变化的影响。如一个人立志要在某一领域取得成就，这种抱负对他一生的行为都起作用。短暂动机是只对个别具体行动起一时作用的动机。

（三）动机的功能

1. 激活功能　动机是个体能动性的一个主要方面，它具有发动行为的作用，能推动个体产生某种活动，使个体由静止状态转向活动状态。如饥饿时觅食、干渴时择饮，是由饥、渴的动机所激发的。动机激活力量的大小，是由动机的性质和强度决定的。一般来说，中等强度的动机有利于任务的完成。

2. 指向功能　动机不仅能激发行为，而且能将行为指向一定的对象或目标。如在成就动机的支配下，人们会主动选择具有挑战性的任务；在求美动机的支配下，人们可以去美容、可以去整形。由此可见，动机不一样，个体活动的方向和所追求的目标也不一样。

3. 维持和调节功能　动机具有维持功能，表现为行为的坚持性。当行为产生后，动机维持着这种活动针对一定的目标，并调节着活动的强度和持续的时间。当活动指向个体追求的目标时，这种活动就会在相应动机的维持下继续下去；如活动达到了目标，动机会促使个体终止这种活动；当活动背离目标时，这种活动和积极性就会降低，或者完全停止下来。有时，人们在成功的机会很小时，也会坚持某种行为，这时是人的信念起着决定作用。

(四) 动机冲突

动机冲突是由于在意志行动中人们常常具有两个以上的目标，而这些目标不可能同时实现，因而促使意志行动中的目标冲突或动机斗争。动机冲突可能由于理智的原因引起，也可能由于情绪的原因引起。但是一旦冲突出现，就总伴随着某种情绪状态，如焦虑、烦恼等。动机冲突主要有三种类型：

1. 双趋冲突　指两种目标对个体都具有吸引力，并形成强度相同的两个动机，由于条件限制，只能选择其中一个目标，即造成了“鱼和熊掌不可兼得”这样难以取舍的矛盾心理，这就是双趋冲突。当两种目标的吸引力比较接近时，解决冲突就比较困难了。如求美者面对两种具有同样效果的美容手术，由于某些原因只能选做其中一种时，使求美者一时难以取舍，就形成了强烈的双趋冲突。

2. 双避冲突　指两种对个体都具有威胁性的目标同时出现，产生同等强度的逃避动机，但迫于情势，必须选择其中的一个，这种在选择时出现的“前遇大河，后有追兵”的进退维谷的心理冲突称之为双避冲突。如一位必须在药物与手术之间作选择的求美者，既担心药物的副作用又惧怕手术的危险。如果个体具有较高层次的目标(如保证身体健康)对解决这种冲突具有调节和支配作用。

3. 趋避冲突　指对某一事物同时产生两种具有利与弊的双重动机，一方面好而趋之，另一方面则恶而远之。如某些求美者，既想通过手术使自己变得更加完美，又担心手术可能出现严重副作用，影响机体的功能。“想吃鱼又怕鱼刺”就是这种冲突的表现。

动机冲突可以造成个体不协调、不平衡的心理状态，严重的或持续时间较长的心理冲突可以引起个体的心理障碍。

第二节　美欲与心理需要

美欲是人类对美的欲望，它包含了对客观世界自然美的追求以及对自身美的塑造两方面。美欲是美容心理学研究的一个重要课题，为了把握求美者的心理，必须深刻地认识美欲的含义以及美欲在美容心理学中的地位。

一、美欲概述

(一) 美欲的概念与特点

美欲(beautiful need)即人的审美需要，是人最基本的精神需要，是求美行为的原动力。美欲是人在社会生活中逐步学会的高级需要，是一种社会需要，所以，严格来讲美欲不能算本能，但美欲与人的生物性本能有间接的关系，因为美欲的产生依赖于感受美的感觉器官，如眼睛等，且人的本能中也含有对美的需求。广义的美欲是泛指人的一切审美需要，包括自然美、社会美、艺术美及自身美；狭义的美欲专指自我审美需要。俗话说“爱美之心人皆有之”，说明爱美是每个人的心理需要。人们所爱的美包括两方面：一是客观世界之美，二是人类自身之美。从美容心理学角度上说，人的爱美之心，主要指人对自身容貌美化的心理需求。爱美心理主要有以下一些基本特点：①爱美之心的必然性；②爱美之心的普遍性；③爱美之心的差异性；④爱美之心的个体独立性；⑤爱美之心的社会性；⑥爱美之心的时代性。爱美之心实际上是人的心理需要的重要组成部分。

（二）美欲的种类

就审美对象而言，美欲可分为外向美欲和内向美欲。外向美欲是指个体对自身以外一切事物的审美需要，即对客体的审美，包括实用性美欲和艺术性美欲。实用性美欲是指人们对生活环境、生活资料等的审美需求，是对物质与精神结合的美的需要；艺术性美欲则是指人们创造艺术品和欣赏艺术品的需要，是一种比较纯粹的精神的需要。内向美欲指个体对自身的审美需要，又可分为原发性美欲和从属性美欲两种。原发性美欲是指为美而美的美欲，从属性美欲是指从属于其他心理需要的美欲。

（三）美欲与审美愉悦

美欲与审美愉悦密切相关。审美愉悦是人们通过审美活动，获得的一种情感上的体验，它使人处于一种赏心悦目和怡情的心理状态，表现为满足感、快乐感，是感知、想象、情感、理解等诸多心理活动共同和谐运动的结果。审美愉悦是一种精神上的满足和喜悦，是人特有的高级情感活动。

二、美欲与心理需要的关系

美欲是人在社会生活中逐渐产生的一种社会需要，美的需要是伴随着人的一些社会性需要而存在的，人的许多心理需要都与美有一定的关系。

（一）美欲与爱和被爱的关系

“女为悦己者容”，反映了女性打扮自己与热心美容的一种心态，同时也说明了美是寻求爱的需要。爱与被爱是社会人的心理需要。几乎所有的动物都把外貌当成择偶的第一要素，人类的动物性本能也决定了容貌是择偶中相当重要的因素。人们通常喜欢漂亮的人，同时也希望自己美丽动人，得到他人的喜爱，然而，人们可以用自己的眼光去选择别人，却无法选择自己。于是为获得别人的爱而采取诸多美化自己、塑造自身的行为，如选择时尚服饰、接受美容服务、进行医学美容整形等。所以，美欲与爱有着内在联系。

（二）美欲与社会交往的关系

人们是在社会交往中发现美的重要性的。虽然许多因素（如人的能力、品质、性格等）决定着人的吸引力，但外貌是吸引人的最直观的因素。容貌在社会交往中起着很重要的作用，一方面，美的容貌可增强人际吸引，外貌与吸引力呈正相关，漂亮的容貌、优雅的气质、翩翩的风度、美观的服饰等可给人以好感，增强人际吸引，产生良好的第一印象，为以后的进一步交往打下了良好的基础。另一方面，美的容貌可增强自信心，任何人的容貌总是要显露在他人面前，接受别人的评价，容貌好的人，会得到较多肯定的评价，这种肯定，常常会影响自我的感觉，提升自信心。

（三）美欲与尊重和自尊的关系

个体在社会受尊重的程度多多少少与他的容貌有关，人类的许多行为都是为了表现自我，取悦别人，并从中获得别人的赞许，这是获得尊重与自尊的前提，而"美"恰恰能满足人的这种心理需求。虽然一个人在社会上受尊重的程度取决于很多因素，但对不了解的人常从容貌来判断。容貌好的人，总会得到较多肯定的评价，对容貌的肯定，会连带对一个人智力、能力甚至品格的肯定性评价。肯定性的评价更容易得到别人的尊重。所以容貌姣好的人，受尊重的机会比那些容貌有缺陷的人要多。如巴黎圣母院中的敲钟人，因其丑陋的容貌而被人们所厌恶。研究表明美容受术者术后自尊心和自信心都有大幅度的提高。

（四）美欲与性需要的关系

美欲可以引起性欲，美的需要与性的需要有时交织在一起。有些美容手术表现得更为明显，如隆乳术与性及婚姻就有密切的关系。有些女性试图通过手术使自己更富有魅力，而且希望自己能对性伴侣更具吸引力，许多女性的配偶对妻子进行隆乳手术持支持态度。多数情况下，隆乳术的实际效果也对性生活产生了积极的影响，接受隆乳术的女性觉得自己比术前更具魅力，有更好的体像。丈夫也认为他们的妻子变得更有吸引力，夫妻关系更为和睦，婚姻更为美满。

第三节　求美动机与求美行为

求美行为是由求美动机所驱使的，而求美动机则是建立在对美的心理需要的基础上的。爱美是人的最基本的精神需要，人无论男女老少、文化程度高低，也不论何种职业和民族，其爱美之心是共有的。一般的观点认为求美动机属于一种社会动机，这种动机是为了满足爱美的需要，交往、被爱和尊重的需要。求美动机通常分为两种：一种是单纯为了变漂亮而美容的动机，称为单纯性美容动机；另一种是为了达到其他目的或满足其他心理需要而美容的动机，称为从属性美容动机，如为了维持美满的婚姻、适应环境、求职的需要等。

一、求美动机与行为

动机在人的心理活动中占有重要地位，它反映一个人的主观的、内在的心理状态和精神境界。动机除了受到理想、信念、人格特征等因素制约外，同时还受到外界环境的影响。求美行为源于求美动机，一方面来自对美的需要；另一方面来自内心之外的求美刺激或诱因。在美容医学实践中，多数求美者常常认为自己是受某种审美观影响出自内部动机而产生求美活动，而在实际求美行为中很难区分求美动机是内部还是外部的动机。由于求美动机产生的原因并不单一，所以求美动机也相应具有层次性、多样性和复杂性的特点。

（一）求美动机的层次性

美欲是有层次的，求美动机也有层次。表现在以下两方面：一方面，求美动机与人的多种心理需要（如交往的需要、爱的需要、尊重的需要等）有关联，这就使得求美动机有了不同的层次，有的求美者对美的要求很高，有的则对美的要求很低；另一方面，求美动机的层次还与审美观的差异有关，如同样是鼻部整形手术，有的求美者只要求鼻与眼、额部、颧部的协调，有的求美者则对鼻梁、鼻尖及轮廓有特殊要求。对服装美的要求中，有的人认为整洁、合身即为美，而有的人则追求款式、材质、色彩搭配等。

（二）求美动机的多样性

不同的人有不同的求美动机，如容貌缺陷者与非容貌缺陷者，轻度容貌缺陷者与重度容貌缺陷者的求美动机均有差别;不同年龄的求美者、不同的美容手术,以及不同身份、不同文化程度、不同性别的求美者都会有不同的求美动机。譬如,同样是做隆乳术,有的是为了维持婚姻,有的则是为了职业的需要。即使是同一个体在不同时期和环境下,求美动机也会发生变化,如一求美者在过去的20年间曾先后做过3次面部美容手术,最初是认为脸部太瘦而做胖脸手术,以后又做瘦脸手术。此外,不同国家、不同民族都有各自不同的审美情趣。所以治疗师应在治疗前认真评估求美者的求美动机,帮助他们学会尝试更多的生活方式,增添自己的魅力,修正其在求美问题上的偏差,同时使他们认识到美容整形技术只是众多让人们获得美丽和自信的方法之一,并且还有一定的风险。

(三)求美动机的复杂性

求美动机的复杂性表现在既由内部需求引起,又由外在诱因引起;既有生理求美动机,又有心理求美动机;除了正常的求美动机之外还存在病态的求美动机。如求美动机正常者,出于对美的追求,可以较好地克服对美容手术的恐惧心理,能比较客观平静地对待手术效果。但具有病态求美动机(如体像障碍患者)的求美者,为解决他们自感"丑陋"的心理问题经常会寻求美容手术。所以治疗者应认真了解求美者是否有病态的求美动机,对于想借助整形手段,达到不切实际的或非人力所能及的幻想的求美者,应拒绝其求治要求,避免造成不必要的医疗纠纷。

二、求美动机与行为产生的原因

动机的产生应具备两个条件:一是内部条件,即人的需要;另一个是外部条件或刺激(诱因),它可使动机的产生和进一步的行为成为可能。求美动机与行为的产生同样是出于人对美的需要,同时还受到外界环境的影响,即外界环境的求美刺激可以引起某种相应的求美动机。

(一)内在的需要

人对美的需要是引起求美动机的内在条件,求美动机除了来源于爱美的需要外,还从属于其他的心理需要,如恋爱、维持婚姻、求职及适应环境的需要等。这种由人的内在需要而引发的求美动机称为内部求美动机。

(二)外在的诱因

求美行为一方面来自于自身的需要,另一方面外在的刺激或诱因也能激起求美行为。有些人最初并没有求美的需要,但是受社会环境的影响,萌发美容的愿望,如一位女性看同事做了重睑术,面容焕然一新,于是也到美容院做了该手术,并美化了面容,得到了心理满足。这种由外部刺激或诱因引出的求美动机,称为外部求美动机。

由于求美动机的多样性和复杂性,在美容实践中,有时很难区分求美者的行为动机是内部动机还是外部动机。譬如说,一位女性要求做隆鼻术,可能是因求职的需要,但也不能排除她受到如今西化的鼻审美观的影响。

(江领群)

6 第六章 美容社会心理

人的求美行为不仅仅是个体的行为，也要受到很多社会因素的影响，如受各种媒体的影响，尤其是针对女性的杂志，其内容中有宣传怎样改变外貌，如通过节食、锻炼和整形等，女性比男性受媒体形象影响的范围更大、更直接。所以，人的美容行为实质上是一种社会性行为，因而从社会心理学角度来研究探讨人的美容行为是十分必要的。

第一节　美容医学与社会心理

一、社会心理学的概念和内容

社会心理学(social psychology)是从社会与个体相互作用的观点出发，研究特定社会生活条件下个体心理活动发生、发展及其变化规律的学科。它是社会学和心理学之间的一门边缘学科，受到这两个学科的影响。社会中的每个个体一方面受社会的影响，另一方面个体又对社会发生着作用。社会心理学既研究个体心理活动如何在特定的社会生活条件下受其他人或群体的影响，同时也研究个体心理活动如何影响社会中的其他人或群体。

二、求美行为的社会心理

(一) 两性求美行为的差异

男女两性的求美行为是有差异的，女性从行为现象上看似乎比男性更爱美，美容行为也更多，更注意修饰自己的容貌和外表，如学习化妆、经常使用化妆品、做一些新潮的发型等。女性这样做的目的是为了适应男性的偏好，为了吸引男性，如女性在与情敌相互竞争中常用的策略是贬低对手的外貌或体型，嘲笑对手的长相、体型或身高。男女行为模式的差异是一定社会文化的产物，男女两性求美行为的差异来源于两性不平等的父权制度，在这种不平等的文化中，女性是男性的欣赏对象，只有女性被欣赏，才可能有自己的地位。因而，通常情况下，女性非常在意自己在他人心目中的形象，喜欢鉴貌辨色，虚荣心较强。而男性在长期的父权制度下，其成就动机及事业心较强，相对来说对其外在形象的关注度低于女性。

(二) 社会动机与求美行为

在分析人的行为时，必须看行为的动机，这样才能判断其行为的出发点，才能预见其行为重复出现的可能性，才能作出鼓励或禁止的信号，实现对其行为的预测与控制。从社会心理学角度看，人类的一切动机都具有社会性。但社会动机是非常复杂的，具体表现在：①动机与行为不是简单的对应关系，个体的行为往往同时受到多种动机的支配。比如女性隆乳行为，社会动机就是多样的，如为了讨好丈夫、维持家庭、为了艺术事业以显示美的形体、为了恋爱需要、为了提高性生活的质量、崇拜大乳房等;②个体明确表示的动机往往是不真实的,就是口头上说的和内心的真正动机不一致。如求美者说做整形手术的目的是为了提高自信,但真正动机可能是对一位同性好友身材的嫉妒;③实际起作用的动机与本人明确意识到的动机往往不一致,如一位做重睑术的中年男性,他解释做手术的原因是因为找的是熟人,价格便宜,但真正的动机是对自我的不认同。

(三) 个人行为与求美行为

个人行为是指由个人意志支配的、具有内在动机的、有目的的行为。从社会心理学角度研究人的行为还包括从众行为、服从行为、利他行为和侵犯行为等。其中从众行为与个人求美行为关系最密切。因为个体生活在群体中,当个体发现自己的行为和意见与群体不一致时,会感受到一定的压力,促使个体与群体趋同一致,盲目从众。如前些年的欧式重睑术、文眉、文眼线等。

第二节 容貌与人际交往

人际交往是通过人际间的交往而产生的心理现象。在社会生活中,一个人不能脱离社会群体而独立生活,每个人都有与他人交往的需要。人际交往的手段主要有两种,即言语交往手段和非言语交往手段。言语交往手段主要通过语言进行,语言在人际交往中具有沟通功能或传递信息功能。非言语交往手段主要通过容貌、面部表情、手势、体态等进行。

一、容貌与第一印象

第一印象(first impression),也称初次印象,是人与人相识的第一次见面所形成的印象。第一印象并非是正确的,但总是最鲜明、最牢固的,并决定着以后交往的过程。第一印象主要通过对人的表情、态度、谈吐、姿态、身材、年龄、服装等外在方面的总评价而获得。

第一印象在日常生活中非常普遍,产生着积极或消极的作用。第一印象作用也可称为首因效应,首因效应是指最初获得的信息的影响比后来获得的信息的影响更大的现象。影响第一印象的主要因素有外貌和性格,其中外貌最为直观,所以对人的第一印象影响更大。

随着时间的推移,对一个人各方面情况的认识会越来越清楚,从而改变初次见面时留下的印象。第一印象会得到逐步修正,即后面的信息逐渐改变第一印象,这叫做“近因效应”。一般来说,熟悉的人,特别是亲密的人之间容易出现近因效应,而不熟悉的人或见面少的人之间容易出现首因效应。

容貌对第一印象所起的作用是非常重要的,沃尔斯特(Waleter,1966 年)曾做过一项实验,他邀请了 700 名刚入学的男女大学生参加舞会,并随机配对结伴跳舞。事前对每一个学生做了性格测定、能力调查以及各种对问题的态度的调查。舞会结束后,在回答是否希望再次同对方约会时,决定性因素不是对方的男子气或女子气,或是智力程度和对方与自己的相似程度,而是对方的容貌。他另一项研究是选出一些学生的照片让被试者看,有些照片很有魅力,有些则很一般,有些则无魅力,要让被试者评价照片上的学生。结果是,学生越是有魅力,就越被认为是有好的个性品质。但是当实际与本人面对面接触时,或者当双方有了更多的交往时,这种吸引的光环作用就会变小。研究结果说明,在第一印象方面,美貌比内在的智慧、性格、态度等更容易使人作出判断,尤其是在恋爱、约会和长期关系中有着深远而积极的影响。

二、容貌的价值与作用

人际关系受到许多心理因素的制约，相互之间的吸引程度是人际关系的主要特征。增进人际吸引的因素有：①接近性：即空间距离越小，双方越接近；②相似性：即人际间越相似，尤其是态度的相似性会影响相互吸引的程度；③互补性：即当双方的需要以及对对方的期望正好成为互补性关系时，也会产生强烈的吸引力。但外貌是人具有吸引力的最直接的因素。人的容貌是美感产生的基础生理部位，集中了视觉、听觉、嗅觉、味觉、触觉等主要感觉器官。人的容貌及五官不仅是接受外界美感信息的主渠道，也是人类内在美感信息输出的重要部位和窗口。

（一）容貌的吸引力与影响力

容貌吸引力是社会生活的重要元素之一，在社会生活中人们常常“以貌取人”。研究表明，容貌吸引力高的个体往往能获得容貌平常者所不具备的优势，更容易被认为具有较高的能力、较为积极的人格特性和较好的人际关系。布雷舍德（Brescheid，1971 年）发现，有魅力的学生约会比别人多，身体吸引力与女生约会的频率呈正相关；有魅力的学生有更多的朋友。大学里漂亮女生的成绩得分要高一些；在法庭上，漂亮的女人会受到较轻的处罚；有魅力的人，工作机会比别人多，容易得到别人的帮助。容貌越美，越惹人喜欢，面部造型越是符合美学原理，就越富有吸引力。儿童认为越漂亮的老师上课越好（Chaikin，1978 年），虽然没有真实的证据证明这种现象的存在。

漂亮的人之所以受到人的喜欢其原因有：①容貌吸引是社会赞许的一种特质；②“美即是好”的刻板印象；③美具有“光环效应”，所谓“光环效应”是对人或事物的某一方面的肯定或否定，放射到其他所有的方面均加以肯定或否定的现象；④“漂亮的辐射效应”，即人们认为让别人看到自己与有魅力的人在一起，能提高自己的公众形象。

（二）容貌与他人及自我的评价和态度

个体自我评价的意识是在社会生活中通过交往逐渐形成的。个体对自己的评价，往往是以别人对自己的评价为参照点。在与他人交往的过程中，通过了解他人对自己的态度和评价，通过与他人相对照和比较，从而获取相关自我的大量信息。并在此基础上进行自我分析、观察、体验和评价。在与人交往的过程中，好的容貌常常会在人们对人的评价和态度上起到积极的作用，反之则是消极的作用。同时人们会把“美貌”等好印象扩大到不相关的人格特征上，认为那些外表有吸引力的人一定也具有高尚的品格，而且聪明、热情、机智、心理健康、善于交际。

如学生的相貌吸引力对教师的期望有显著的影响，教师认为有吸引力的孩子成绩更好，并且相比无吸引力的同伴会有更好的行为表现。但实际上，相貌与实际学业成绩以及行为之间的关系相当微弱。

（三）容貌的负价值

负价值即不好的价值。在现实生活中，姣好的容貌也并不总是会发挥积极作用，有时也会是消极的。在某些特定情境下，美貌没有起到好作用，反而会产生不良的结果。如生活中有很多女孩由于长相漂亮，较容易得到他人的关注与眷顾，这可能会导致一种自负的心理，甚至以此作为谋取利益的手段。

在奥斯特夫(N. Ostrove,1975 年)的一项研究中,他们给假扮的法官们一些详细的案例,并附有被告的照片,其中有漂亮的女性,也有不漂亮的女性。一种罪行是被指控有夜盗行为,另一种罪行是被指控有诈骗行为。结果表明,前一类罪行的判罪程度与容貌无关,而后一种罪行的判罪程度与容貌关系密切,即漂亮的诈骗者要比不漂亮的诈骗者受到更严厉的惩罚。这说明如果被告的犯罪行为在某种程度上直接与人的魅力有关,法官实际上会给美貌的罪犯以更重的惩罚。

第三节　容貌有关的社会心理行为

在社会生活中每个人都希望得到他所关心的个人或社会群体的支持、喜爱和接纳。群体心理虽然是由个体心理构成,但却不是简单相加,而是个体心理的综合和概括,是个体相互作用的结果。群体心理对个体有着重要的意义,个体自我的形成,社会化的实现,都是在群体心理影响下进行的。

一、社会态度与美容观

(一) 社会态度的定义

社会态度即态度,是由认知、情感和行为意向三个因素构成的心理结构,是人们对人、对事、对己的一种喜欢或不喜欢的评价,并在他们的信念、情感和倾向性行为中表现出来。

1. 认知因素　是指主体对态度对象的认识与评价,是人对于对象的思想、信念及其知识的总和。态度必须有明确的对象,对象可以是人、物、团体或事件,也可以是代表具体事物本质的一些抽象概念,如美与丑。如"公众对美容医学与美容手术的态度"这样一个问题,就是将美容医学与美容手术作为认知对象。认知因素带有好坏的评价与意义叙述的成分,叙述内容包括个人对某个对象的认识与理解以及赞成与反对。如调查女性对膨体材料隆鼻的态度,肯定有一部分女性赞成,一部分反对,还有一部分女性持无所谓态度。

2. 情感因素　是主体对态度对象的情绪或情感体验。态度定义的中心论点是假定人们具有某种态度后,即有一种情绪上的反应。态度是评价性的,但涉及喜欢与不喜欢。如,"我喜欢双眼皮,我不喜欢单眼皮"。

3. 行为意向因素　是个体对某个对象的反应倾向,即行为的准备状态,准备对某对象作出某种反应。行为意向还不是行为本身,而是作出某种行为前的思想准备。如"我想去做除皱手术"、"我想去做抽脂术"等。

这三个心理因素是相互协调一致的,如一个人认为美貌是重要的,乐于参与美容活动,并想方设法采取美化自身的行动。但有时候,态度的三个因素之间会发生不一致的情况,当三者发生矛盾时,其中情感因素起主要作用。

(二) 态度与价值、动机、行为

对美与美容首先是一个态度问题。现根据态度要素分析美容态度的形成(图 6-1)。

1. 态度与价值　态度能表达人们深层的价值观,态度既来自价值观又能表达价值观,这是态度性质中最主要的一点,所以,价值观是态度的核心。价值观指态度的对象对人的意义。人们对于某事物所具有的态度,取决于该事物对人们的意义的大小,也就是该事物所具有的价值的大小。赞成求美者的价值取向首先是对人类审美价值的认同。社会赋予美貌的

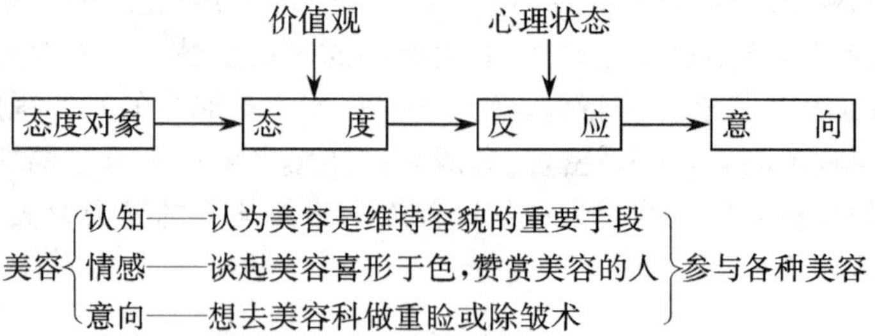

图 6-1　美容态度的构成

附加值的客观事实也促成了人们对美容的积极态度，现今“人造美女”的层出不穷就是很好的例证，这说明了人们越来越意识到美貌的“超价值”，尤其在就业、择偶等方面的突出优势。当然，由于每个人所处的环境、所受教育的程度等的不同，会有不同的价值观，因此对于事物和人的价值观也会不同。

2. 态度与动机　态度促使人们趋向或逃离某些事物，所以，态度具有动机功能。在社会生活中，人们对美的追求是不一样的，有人热衷，有人无所谓。尤其是通过美容手术获取美的外表，目前仍有相当一部分人持否定态度。

3. 态度与行为　态度对行为发生影响，是以动机方式进行的。但是态度和行为之间并不完全是一一对应的关系，因为行为除了受态度影响之外，还受其他因素的影响，如个人心理、人格因素，以及社会环境因素，这取决于当时的情景。如有人肯定美容的作用，也表现出积极想要实践的态势，但最后，由于担心人们评说或者担心美容的预期效果等原因，而没有真正的美容行动。

二、美容与偏见

（一）偏见的概念

偏见是人们不以事实为根据所建立的对人、对事的态度。这种态度内包括的认知成分较少，情感的成分较多。偏见是人类社会的普遍现象，偏见不是与生俱来的，而是个体社会化的结果。偏见形成之后常带有固执的、刻板的、泛化的性质。比如在改革开放初期，日常生活中如果有人涂脂抹粉，就会让人联想到其人品是否有问题，因为那时在人们心目中，品行不正的人才会注重装饰自己。偏见可能表现为正面的偏见，也有可能是负面的偏见，但平时所指的是负面的偏见。人们对美容的态度也可以有这两种形式，即对美容产生赞同的积极偏见，如有些人乐于接受多种形式的美容；或对美容产生抵触的消极偏见，如有些人拒绝任何形式的美容。

（二）美容偏见的原因与特征

1. 社会角度　偏见产生的根源来自社会、历史、政治、经济等方面的原因。即有些偏见是由于特定时期的政治态度决定的；有些则与社会风俗、民族传统相联系。时代造就的偏见，往往在时代改变后才有可能纠正。比如在 1981 年，由团中央、全国总工会、全国妇联联合发布了“五讲四美”倡议书，在此之前，“五讲四美”实际上是“五讲五美”。因为在听取社会各方面人士意见时，有人提出，在青年中不宜提出“仪表美”，青年人应当发扬艰苦朴素的光荣传统，而不是过分注重外表的美，经过讨论去掉了“仪表美”，由“五美”改为“四美”。

2. 心理学角度　个人在认知上的偏差，环境中的挫折，动机上的冲击是偏见产生的心理基础。概括起来主要有以下几方面：

（1）偏见是以有限的或不正确的信息来源为基础的：人们对某些问题的看法常常是道听途说、人云亦云，从而形成了偏见。如电视、杂志等媒介大力宣传某种化妆品，有的人就会未经实践而对此产品盲目相信，产生偏见；或认为化妆品越贵，效果越好。

（2）偏见的认知成分是刻板印象：刻板印象是指人们对某人或某一类人的固定看法。人们刻板印象的形成与人类认知发展有关系，人们认识外界事物习惯于根据它们的共性特征加以分门别类，这是人们适应环境的一种智慧的表现，但这种思维方法如果固定下来，就会形成刻板印象。如人们常认为南方人精明，北方人豪爽；不讲究穿着的人朴实，爱修饰的人不踏实。

（3）偏见有过度化倾向：一个怀有偏见的人通常会受到光环效应的作用。即所谓“抓住一点，不及其余”。戴恩（K. Dion）等人让测试者观察三个与他们年龄相近的人的照片。其中一个人外表很有魅力，一个人中等，另一个人缺乏魅力。要求测试者对三人分别在其他27种人格特质、婚姻、事业方面进行评测。结果表明，测试者对有魅力的人比对无魅力的人赋予更多的正性人格特质，如和蔼、沉着，而且认为有吸引力的人更容易有美满的婚姻，更容易在事业上取得成功。

（4）偏见含有先入为主的判断：偏见的特点是先入为主又参与情感成分。人们往往习惯于根据了解的一定信息过早下结论，这也是正常的，因为认识总是逐步深入的，而随时可以根据事实加以修改。但有了偏见的人即使面对相反的事实也加以拒绝，不愿意改变或修正原来的判断。

三、美容与从众、流行心理

求美行为看起来好像是纯粹的个人行为，但实际上任何个人的行为很少真正出于独立的意愿。个人意识是一定社会意识及其存在的产物。个人在求美行为过程中受“从众”、“模仿”、“流行”等心理因素的影响。

（一）社会影响与美容

社会影响是指在他人影响下个人的信念、态度、情绪和行为所发生的变化。社会影响是一种很普遍的现象，以至人们有时意识不到。通过社会影响，个体会按照某个特定文化或文化中占据优势的模式来改变自己的态度或行为。美容成为现代社会的一种时尚，就是社会影响的结果。

一个人在很多时候会对社会影响作出妥协，但也不能完全失去自我随波逐流。盲目的遵从、模仿就是美容的一大误区，如前些年社会上流行文眉、文眼线、文唇线，有相当多的女性投入到“三文”的行列里。现在，美容院多了一个服务项目，那就是洗眉、洗眼线、洗唇线。

（二）从众与美容

从众是指个人的观念与行为由于群体的引导或压力，而向与多数人相一致的方向变化的现象。从众是一种比较普遍的社会心理和行为现象，所谓“人云亦云”、“随大流”就是从众的最好写照。从众行为是由于在群体一致性的压力下，个体寻求一种试图解除自身与群体之间的冲突、增强安全感的手段，所以在现实生活中不少人喜欢采取从众行为，以求得心理上的平衡，减少内心的冲突。当然个人行为既有从众现象，也有反从众现象，这种类型的人独立性强，不易受人暗示。

从众具有双重性：积极的一面是有助于学习他人的智慧经验，扩大视野，克服固执己见、盲目自信，修正自己的思维方式等。消极的一面是抑制个性发展，束缚思维，扼杀创造力，使人变得墨守成规和没有主见。比如美容手术中的重睑手术，前些年流行欧式重睑术，就有很多女性一窝蜂地跑去美容机构要求为自己做欧式重睑术，而没有考虑欧式重睑与自己的脸部轮廓、面部五官之间的比例关系是否协调等因素，类似这种"盲目从众心理"在美容手术中尤其要避免。因为每个个体都是独一无二的，在求美的心理和行为上可以是"从众"的，但要在具体的方式方法上做到"不从众"。

（三）模仿与美容

模仿是再现他人的外在特征和行为方式、姿态、动作和行动。模仿是有意或无意仿效他人的行为，无论是自觉的还是无意识的仿效，都不是通过外界命令而强制发生的。模仿与从众的区别在于它不是出于社会压力，而是被模仿对象的一种榜样作用，所以模仿的本质是一种学习，通过学习榜样的行为而发生模仿行为。模仿在社会生活中非常常见，如风俗是对过去事物的模仿，时尚就是对现在事物的模仿。人们在模仿流行项目时，往往会改变其原形。

很多美容行为的模仿性都很强，一是由于美容行为是模仿人的外在特征，二是因为美容行为较容易被模仿。在美容行为中，模仿也有很多的误区，弄不好很可能就是"东施效颦"，即不成功的仿效行为，如流行柳条眉，但脸又圆又大，画上两条细眉效果自然不好；流行高鼻梁，但如果求美者有一张典型扁平无立体感的东方人的脸，垫一个高高的鼻梁，效果自然不言而喻了。

（四）流行与美容

流行也称时尚，是指社会上许多人都去追求某种生活方式，使这种生活方式在较短的时期内到处可见，从而导致人们相互之间发生连锁性社会感染，即"一窝蜂"现象。平时所说的"热"、"时髦"等都是流行表现的不同程度，这是一种极其普遍的社会现象，具有鲜明的时代风貌。流行既体现在人们的物质生活方面，也体现在人们的精神生活方面。

流行是一定时期内的社会现象，过了一定的时间便不再流行，若长时间持续，就转化为人们的习惯。在美容领域的"文眉"、"文眼线"、"文唇"是较为典型的流行现象。尤其是文眉风，很多人在自己的额上文了两条"大黑虫子"，那个时候就叫"美"。因为，很多人认为流行的就是美的。接下来流行洗眉，洗完了又流行绣眉，现在又改成切眉了。流行还有循环的特点，这在服饰方面表现得比较突出。流行有性别、年龄、性格上的差异，如一般女性比男性好追求流行；青年人较老年人好追求流行；性格上外向，喜欢奢华，有虚荣心，好奇心、好胜心强的人都比较容易追逐流行。

四、容貌缺陷的社会心理问题

人体的丑总是与人体的缺陷相联系。美与丑是相伴存在的，对美的极端肯定，就意味对丑的极端否定。由于人类社会将美貌视为一种正价值，那么与美貌相对立的丑陋就具有了负价值。人们对美貌者青睐时，就意味着对丑陋者厌恶。因而，身材、容貌存在缺陷或不相协调的人更容易存在自卑、自闭等心理问题。因为觉得自己长得"丑陋"，他（她）们将变得更敏感。有些人可能仅仅因为自己的鼻子长得有些塌，或下颌角过宽，照镜子时越看越不顺眼，并由此产生痛苦心理，有的甚至想到了自杀。

造成这些心理问题的原因，一方面除了患者本身的性格外，与社会压力也有很大关系。许多身材、容貌存在缺陷或不相协调的人在找工作时往往会受到歧视或不公正的待遇；还有些人因为长得丑得不到异性的青睐，感情常遭受挫折，从而导致较为严重的恐惧和担忧的心理。

因而，当一个社会将“美当作人的价值的金币”（道波尔，1988 年），那么，人们对丑与缺陷的负价值感就会越强烈。现今的中西方文化均传播着一个观念：一个人最有价值的特征就是外表的美丽。比如，美国总统林肯曾请他的好友为他推荐助手，一位精明能干但相貌不佳的人面试后，未被录用。林肯告诉他的朋友：“因为我不喜欢他的脸，一个人到了成年，就要对自己的脸负责。”

人爱美的天性和容貌缺陷的人的痛苦无奈总是如影相随，纠缠不清。爱美心理的强化不是纯粹的个体的本能行为，而是社会文化价值观的产物。美貌的社会正价值与丑陋的社会负价值，促使人们积极寻求改善容貌的途径，美容医学正好为人们的这种渴求提供了可能的途径。通过实施有效的美容手段，可以使求美者得到他人的认可，自尊心和自信心提高，从社会负面影响中解脱出来。

（赵 霞 张渝成）

7 第七章 容貌缺陷心理

寻求医学美容治疗的求美者中相当一部分存在容貌上的某种缺陷，容貌缺陷会影响一个人的认知、情绪、人格和行为，导致出现各种心理问题，严重的还可能形成心理障碍和精神疾病。为了减轻因缺陷带来的各种痛苦，容貌缺陷者会采取各种策略和措施来应对自己的心理问题，以维持心理上的平衡。因此，美容医学工作者不仅要帮助容貌缺陷者消除或修复其身体上的缺陷，还有必要深入了解和分析容貌缺陷者的心理特点和行为反应，指导他们解决心理问题，医治心理创伤。

第一节 容貌缺陷心理概述

一、容貌缺陷心理概念

（一）容貌缺陷与容貌缺陷感

1. 容貌缺陷（defect of appearance） 是指人体美学方面的缺陷，或是指能够引起丑感的躯体缺陷。容貌缺陷包括影响美观的身体外在的某些组织器官整体或部分的缺如、缺损、异位、畸形、色泽异常等，以及可以引起不美感或丑感的相貌形体。

容貌缺陷有时很难界定。因为人体的美与丑是相对的，缺陷与否也是相对的。人们不能孤立地考查一个器官的形态是否有缺陷，还必须将其放在人的整体中去把握。比如，一双大眼睛在有的人脸上就很协调，看起来很美；在有的人脸上就显得硕大无比，与整个脸形极不相称，让人产生的就是丑感了，这也是一种缺陷。

个体容貌是否存在缺陷不仅有躯体形态上的客观因素，还受到心理社会文化因素的影响。因此，容貌缺陷的标准包括生物学标准、心理学标准和社会学标准。①生物学标准：是以常态个体应有的组织器官的数目、位置、形状、大小、颜色及功能作为标准，当个体上述方面存在异常则为缺陷；例如唇腭裂、双颌（或单颌）前突、斜视、六指症、脊柱弯曲、皮肤瘢痕等等；②心理学标准：是以健康人群的认知评价作为标准，若个体容貌明显偏离人们普遍的审美观念则为缺陷；这里所谓的认知是指心理健康者的认知，某些精神病患者或严重人格障碍患者的判断不能作为依据；③社会学标准：是以特定社会文化背景中的人群的生活习惯和社会规范作为标准，与社会规范不吻合的则为缺陷。不同社会文化背景中的社会规范不同，人们的审美观也不同，考查个体容貌是否存在缺陷就必须将其与所属的社会文化相比对。例如，泰国与缅甸边界的巴东（Padang）族女孩子颈上戴铜圈，她们的锁骨和肩骨因铜圈的压迫而下陷，这是当地的风俗，并不视为缺陷。

2. 容貌缺陷感 容貌缺陷感（defective sense of appearance）是指个体对其容貌或形体

的不满的感觉。容貌缺陷感包含个体对其容貌或形体的否定性认知评价和消极的情绪体验。

一方面,容貌缺陷引起容貌缺陷感是个体对其缺陷的正常心理反应,只要这种反应适度,并不会损害其心理健康。但是,过于强烈的反应则可能引发各种心理问题,形成心理障碍,影响个体的社会生活。另一方面,容貌缺陷感是个体对其容貌的主观感受,与其客观的容貌之间并没有必然的联系。有时个体容貌上并无明显的客观缺陷,但由于种种原因形成了消极的体像,导致出现了心理方面的问题,这样也会产生容貌缺陷感。容貌、容貌缺陷感、心理问题三者的关系如下所示:

容貌缺陷→容貌缺陷感↔心理问题←消极体像←非容貌缺陷

值得注意的是,个体容貌上存在明显缺陷,却没有容貌缺陷感,这既可能是其心理健康的表现,也可能是其心理异常的表现。

(二)容貌缺陷心理与容貌缺陷心理学

容貌缺陷心理是指个体由于容貌缺陷而导致的心理行为的改变。容貌本身就具有社会价值,当个体存在容貌上的某种缺陷时,其社会价值可能会受到一定的影响,给其工作、生活、人际交往、恋爱婚姻等方面带来一些负面的影响,这就会使人心理失衡,可能引起心理行为上的改变,形成各种心理问题,包括认知、情绪、人格、行为等方面的改变或异常。

容貌缺陷心理是容貌缺陷心理学的研究对象。容貌缺陷心理学是研究容貌缺陷者的心理活动规律和特点的学科,主要研究容貌缺陷对人的心理的影响,容貌缺陷者的心理问题,以及干预容貌缺陷心理的方法与技术。容貌缺陷心理学是缺陷心理学的组成部分,缺陷心理学(defect psychology)是医学心理学的一个分支学科。

二、形成容貌缺陷心理的因素

容貌缺陷心理形成的原因是多方面的,总的来说是生物学因素和心理社会因素共同作用的结果。个体客观的容貌缺陷及其造成的生理功能障碍会影响其心理活动和行为,可能造成心理问题,但这不是心理问题形成的必要条件。没有缺陷的人也可能会有缺陷感,这主要就是心理社会因素的作用,与其所处的社会环境、风俗习惯、个人的认知模式、人格特征、行为方式等有着密切的联系。

(一)缺陷本身因素

客观容貌缺陷对个体而言是一种负价值,本身就是对人的一种精神冲击,会引起个体心理和行为上的反应,如产生焦虑、抑郁、愤怒等不良情绪,严重的则可能导致心理障碍。容貌缺陷发生的时间、原因、部位、程度和性质与心理问题的种类和程度有关。

1. 缺陷发生时间　容貌缺陷有的是先天性的,有的是后天造成的。由于婴幼儿的无知,先天性容貌缺陷在婴幼儿期对心理发展影响不明显,主要是随着年龄的增长,自我意识的发展,个体逐渐感到自己的缺陷对社会生活、人际交往产生了一定的影响,体验到了自身缺陷带来的心理上的痛苦,容貌缺陷才影响其心理和行为。而且随着时间的推移,对其心理影响越来越深刻而持久。有的先天性容貌缺陷者的人格发展可能逐渐偏离正常,形成人格障碍。后天造成的容貌缺陷对人而言冲击更大,尤其是突发性的易造成心理危机,有的人不能接受现实,产生强烈的情绪反应,如焦虑、抑郁、愤怒等。如果能够成功化解危机,个体慢慢适应这种变化，心理逐渐恢复平衡，则缺陷对其心理影响也会逐渐减弱。部分容貌缺陷者无法面对现实，甚至对生活失去信心，则可能引发各种严重的心理问题，如抑郁症、精神病、自杀等。

2. 缺陷发生原因　由于自然因素或不可抗力（如疾病或意外事故等）造成容貌缺陷者，有的担心缺陷对其以后工作和生活的影响，可能会产生焦虑和抑郁情绪；有的会产生强烈的自责感，责怪自己的不小心；有的会抱怨老天的不公，为什么这样的不幸会发生在自己身上。人为伤害造成容貌缺陷者易出现愤怒等情绪，在愤怒情绪支配下易产生攻击行为，脾气也会变得偏激和暴躁，有的甚至形成变态的报复心理。

3. 缺陷发生部位、程度　一般发生在易被自己或他人察觉部位的、缺损程度越大的，对个体心理影响越严重。例如，面部、颈部、四肢等部位的明显缺陷对人的生活和社会交往影响较大，这些部位的缺陷经常暴露在众人面前，自己也要经常面对，因而对人的心理影响大。如果缺陷不易被自己和他人察觉，或者缺陷比较轻微，则对个体心理影响小。

4. 缺陷性质　有的缺陷仅仅是影响人的外观容貌，让人产生不美感，对个体的生理功能没有任何影响，如躯干部分的瘢痕等，这类缺陷对个体心理影响一般较小。有的缺陷既影响美观又影响生理功能，给人的生活带来诸多不便，这类缺陷则对个体心理影响较大。例如，四肢残缺者失去了正常的行走功能，自己生活不便，也给他人带来较大的麻烦，容易产生自责、自罪和内疚感。

（二）体像因素

容貌缺陷首先使个体产生容貌缺陷感，有的人客观容貌上并无明显缺陷，但由于心态或认识等心理问题也可能会有容貌缺陷感。容貌缺陷感是个体对其容貌或形体不满的主观感觉，实质上就是一种消极的体像。一个人的容貌缺陷感越强烈，其体像困扰也越严重，导致的心理问题也越多、越严重。容貌缺陷者在和别人比较时会发现自己与他人有别，会产生自己不正常的感觉，感到自己不美或丑陋。这种消极的体像认知会使个体产生自卑感，容貌缺陷严重者对自己丑陋的外表会产生恐惧情绪。面对自己的缺陷，有的忧伤自怜，有的怨天尤人，有的生气愤怒，有的悲观绝望，从而引发各种心理问题，导致心理障碍的形成，乃至人格异常。朱武等（2005年）的调查发现，女性肥胖者的体像认知歪曲，存在明显的体像问题，她们具有典型的情绪不稳定性、精神质倾向和神经质人格。

（三）人格因素

人格反映了一个人总体的精神面貌，是个体独特的、稳定的心理行为模式。不同人格的人面对同样的刺激，心理和行为反应方式和程度都不同，容貌缺陷者对其缺陷的心理反应也会因其人格上的差异而有所不同。例如，同样是因意外导致面部容颜被毁，有的人因此而痛不欲生，悲观绝望，甚至产生自杀行为；有的人却能坦然接受不幸的事实，在经历短暂的痛苦后依然充满信心，快乐地生活。

一般来说，人格健康的容貌缺陷者发生心理问题的较少，心理问题的程度也较轻，也能更快、更容易得到矫正；而本身存在人格问题或者有人格障碍的容貌缺陷者，对于自己缺陷的心理反应会更强烈，容易引发严重的心理问题，甚至出现心理障碍。例如，性格开朗、达观、热情、大方、自信者对自己身体的关注较少，对缺陷看得更轻，能更快适应容颜的改变，由于容貌缺陷而导致心理异常的几率也较低；而性格内向、孤僻、偏执、忧郁、自卑者本身就多愁善感，过分关注自己，对缺陷比较敏感，更易产生心理障碍。

（四）行为因素

存在容貌缺陷感的人，无论其容貌客观上是否有缺陷，为了减轻、缓解或消除缺陷感，避免心理上的痛苦和烦恼，会采取一些行为措施试图消除缺陷，这些行为本身或行为结果又会导致新的心理问题。例如，面部有缺陷者寻求美容整形手术以消除其缺陷，如果对手术效果满意，体像得到有效改善，其心理问题也就迎刃而解。如果手术失败，或者由于自身的心理原因，求术者对手术效果不满，导致其求美心理受挫，会产生强烈的挫折感，有的为此而愤怒、怨恨；有的对改善其缺陷失去信心，引起抑郁等不良情绪。再比如，肥胖者的减肥、节食行为剥夺了人们对美食的需要，会使减肥者产生需要被剥夺感，导致情绪不稳定，喜怒无常等；通过节食而达到减肥目的的并不多，因此又会给减肥者带来失落感和挫折感；节食行为也可能给身体其他方面带来负面影响，如导致发育期青少年的生长缓慢，身高受影响，形成新的缺陷感，这又会引发新的心理问题。

（五）社会因素

个体不能脱离群体而独立存在，每个人都生活在特定的社会环境中，社会文化价值观必然会对人的心理和行为产生影响。人类具有“趋美避丑”的倾向，从社会学的角度来看，容貌缺陷对个人而言本身就是一种社会负价值。社会中不可避免地存在对容貌缺陷者的歧视和偏见，无论是个人的恋爱、婚姻、社会交往，还是求职、就业，都可能因容貌缺陷而受到影响，致使他们在这些方面受挫，对其心理行为造成不良影响，部分容貌缺陷者因此出现心理障碍。例如，有的人因为容貌缺陷而得不到异性的青睐，感情屡屡遭受挫折，从而导致较为严重的恐惧、担忧和绝望的心理；许多身材、容貌存在缺陷或不相协调的人在找工作时往往会受到歧视或不公正的待遇，从而失去信心，产生自卑感、悲观情绪，报怨社会的不公，有的甚至会产生仇视社会的变态心理；有些人在人际交往中因自己身体的一些缺陷而受到周围人的歧视和嘲笑，变得自卑、敏感、多疑、敌对，缺乏应有的自信心，严重者甚至会引发抑郁症。

第二节　容貌缺陷者的常见心理问题

容貌具有社会价值，一个人如果在容貌或形体上存在缺陷，对其社会生活会有一些影响，也可能引发不同程度的心理问题。容貌缺陷者的心理问题多种多样，可以概括为认知、情绪、人格和行为四个方面。

一、认知问题

容貌缺陷者的认知功能会受到不同程度的影响，一些容貌缺陷者会出现认知活动方面的异常，甚至造成认知功能障碍。容貌缺陷者的认知问题主要表现在感知、注意、记忆和思维等方面。

（一）注意和感知觉异常

容貌缺陷者的注意力更多地投向自身，一般都比较关注自己的缺陷和因缺陷导致的心理痛苦。有的长时间观察自己的缺陷部位，并与别人相同部位比较，表现为对与缺陷有关的事物的注意增强，而在学习、工作等正常社会活动中则出现注意力减弱、易分散、不能集中等注意障碍。关心自己的容貌是人之常情，但有的容貌缺陷者似乎不关心自己的容貌，表现为对自身缺陷的注意缺失，这可能是其为了避免痛苦而采取的心理防御措施，但有时意味着心理问题更严重。

容貌缺陷者由于对自身缺陷的过度关注，其感知觉会处于一种异常敏感的状态，知觉到的缺陷可能被放大或歪曲，觉得自己越看越丑，这就容易形成体像错觉或者体像障碍。有的还会出现幻觉，如有些容貌缺陷者可能出现幻肢痛，即感到不复存在的已截去的肢体疼痛。情绪和人格因素也会影响人们的感知活动，使人的感知出现异常，如有的容貌缺陷者由于心情忧郁、心境低落、悲观绝望，感到每天都过得很艰难，有度日如年感，产生了时间错觉。

（二）记忆异常

容貌缺陷者对与自身缺陷有关的各种信息记忆增强。例如，对报刊、杂志、电视、网络等媒体中有关容貌缺陷的信息记忆牢固；对因自身存在缺陷而伤害自己的人或事件长期耿耿于怀，久久不能忘却；因意外事故毁容者，对灾难发生瞬间有刻骨铭心的记忆，头脑中时常不由自主地闪现当时的场面。另一方面，由于其思绪纠缠在自己的缺陷中，对其他方面的信息则表现为记忆减退，影响正常的学习、工作和生活。

（三）思维异常

容貌缺陷者或多或少存在自卑感，对自己缺乏信心，依赖性强，因而会影响其思维活动，主要表现为思维判断能力的减低，遇事瞻前顾后、犹豫不决。有的容貌缺陷者出于自我保护的原因，可能出现逻辑倒错或诡辩性思维，如把别人美的容貌认为是丑的，坚持认为自己是美的。部分容貌缺陷者有时会出现联想增多，如不能克制地重复想象自己的缺陷消失了，容貌变美丽了，或者把别人无意的目光、表情联想成对自己缺陷的厌恶和歧视。

二、情绪问题

容貌缺陷者最常见的心理问题是情绪困扰，各种负性情绪折磨着他们，令他们痛苦不堪。容貌缺陷者常见的情绪问题主要有焦虑、抑郁和愤怒等。

（一）焦虑

焦虑是人们面对即将发生的重要事件或预感有危险发生时出现的担心和紧张不安的情绪状态。焦虑是人们日常生活中的一种保护性反应，适度焦虑有益于个体应对环境变化，过度焦虑则有损身心健康。

容貌缺陷者中普遍存在不同程度的焦虑情绪，原因是多种多样的。有的寻求整容手术消除缺陷，又怕治疗效果不理想；有的担心因治疗而增加自己和家人的经济负担；有的为自己的缺陷可能影响以后的恋爱、婚姻和工作问题而烦躁不安；有的因为生活和工作中不得不与人接触，不得不在他人面前暴露自己的缺陷而焦虑；部分身体器官缺如者还会因自我完整性被破坏而产生焦虑。

焦虑会导致容貌缺陷者出现心理异常，在认知方面表现为注意力不能集中或过度集中在担心的事情上，以及对外界事物不关心、健忘、思维混乱等；在情感方面表现为烦躁、激动、易怒、哭泣、反复无常等。

（二）抑郁

抑郁是以情绪持续低落为特征的消极情绪状态，常与现实或预期的丧失有关，如健康、容貌、职位、名誉、地位等。抑郁表现为不同程度的消极压抑、悲观失望、孤僻寡言、自我评价降低、自暴自弃等，严重者悲观绝望、轻生自杀。

人类有求美的天性，每个人都渴望自己拥有姣好的容貌和形体，由于各种原因导致的容貌缺陷使人们求美的需要受挫，这本身就是一种丧失。较为严重的容貌缺陷还会使个体失去其正常的社会生活，如生活不能自理、婚恋受挫、职场失意等。因此，抑郁是容貌缺陷者中比较普遍存在的情绪反应，尤其是容貌缺陷无法改变而对生活影响严重时，这种情绪反应更为强烈。

后天容貌缺陷者比先天容貌缺陷者更容易产生抑郁情绪，特别是成年后由于各种原因导致的相貌和形体上的缺陷，与缺陷发生前相比较，人们会感到失去了很多东西，丧失感更强烈。例如，肢体残疾失去了生活能力；相貌变得丑陋，原来亲近的人疏远了，失去了熟悉的人际圈；不得不从原来的工作岗位上退下来，失去了原有的社会地位。诸如此类的变化使他们感到自己越来越没有价值，自我效能感下降，看不到希望，前途暗淡，看到的、想到的总是生活中的消极面，陷入抑郁的情绪状态。

（三）愤怒

愤怒是个体在追求目标和愿望过程中受阻时产生的伴有紧张感的消极情绪反应，表现为烦躁紧张、寝食不安、仇恨敌意、易激惹、行为失控等。

先天容貌缺陷在幼儿期对心理影响较小。到学龄期时，随着自我意识的发展，认识到自己与别人不一样，容貌缺陷对心理的影响开始显现出来。他们可能会因身体缺陷而受到其他人的围观、讥笑、起绰号，这些因素会导致其自尊心受挫，对人产生敌意和愤怒情绪。到青春期后，自我意识非常强烈，容貌缺陷带来的问题更多，对其正常社会生活的影响更大，有的会报怨老天的不公，有的对父母充满怨气，埋怨父母给自己带来不幸。

后天容貌缺陷者会因造成自己容貌损害的原因和过程而愤怒。因意外事故所致的身体伤害和相貌形体的破坏，他们会埋怨自己或他人为什么这么不小心，为此自责和责备他人，长期处于愤愤不平中。如果是人为侵害所致的容貌缺陷，其愤怒感更强，在愤怒情绪支配下，可能对侵害者施加攻击行为。容貌缺陷者也会因缺陷导致的其他方面的挫折与不便而愤怒。如因容貌缺陷而受到他人的嘲笑、讥讽和捉弄，在人际交往中受到别人的排斥，在追求异性时遭到拒绝，在求职中受到社会的歧视等。

三、人格问题

容貌缺陷对人格发展的影响是明显的，临床分析表明（何伦，1996 年），容貌缺陷者中 52％的人存在不同程度的人格异常。容貌缺陷对人格发展有无影响，以及影响大小因人而异，与容貌缺陷产生前的人格特征、容貌缺陷的性质和严重程度、缺陷对生理和社会功能的影响程度及个体的社会支持系统等多种因素有关。一般而言，缺陷发生前就存在一些人格问题者比人格健康者更容易产生人格障碍；发生在面部或其他易被自己和他人察觉到的部位的缺陷对人格影响更大；缺陷比较严重，对其生理功能和社会功能造成较大损害的更易诱发人格问题；缺乏社会支持，缺少关心和同情，经常受到他人歧视者也容易发生人格障碍。

容貌缺陷者往往会产生否定性的自我评价，自信心下降，自我价值感丧失，形成自惭形秽的自卑感。自卑感作为一种内在的心理压力，会使个体心理上失去平衡和感到不安。强烈的自卑感使容貌缺陷者感觉自己处处不如人，陷入长期性的自我贬低状态，惧怕或不愿与人交往，脱离与人和社会的接触，把自己封闭在一个狭小的生活空间里，极易形成孤僻的性格。有的性格懦弱，过分依赖他人，产生不安全感，易受伤害，优柔寡断；有的性格严重内向，拒绝与人交往，过着孤独寂寞的生活；有的形成扭曲的自尊，对人敏感多疑、敌意，仇视社会，易发脾气，性格暴躁，好攻击；有的性格倔强，固执己见，对人缺乏信任，嫉妒心强。

四、行为问题

容貌缺陷者中意志增强、意志活动增多比较常见。由于社会的偏见和他人的歧视，容貌缺陷者在生活中要比常人面对更多的困难和挑战，在迎接挑战、克服困难的过程中磨炼了意志。许多人为了追求某方面的成功以弥补容貌上的缺陷，产生了不达目的誓不罢休的信念，其行为自觉、坚韧顽强。例如，精神分析学派代表人物之一——阿德勒，相貌丑陋，不讨人喜欢，甚至老师断言他长大后只能做个鞋匠，但他并不因此而消沉，凭借着顽强的毅力，发愤图强，刻苦学习，成为心理学大师。

部分容貌缺陷者出现意志缺乏或减退。他们不能接受残酷的现实，对生活失去信心，对周围的一切都感到兴趣索然，觉得做什么都没有意思，表现为行为消极被动、退缩，缺乏应有的主动性和积极性，生活懒散，自暴自弃。

有自卑感的容貌缺陷者会认为自己是个废人，因此在生活上完全依赖他人，主动行为减少，逃避和依赖行为增多，他们不愿意见人，不愿意与人交流。有的容貌缺陷者悲观绝望、厌世轻生，可能产生自伤、自残、自杀行为。伴有愤怒情绪的容貌缺陷者行为较为冲动，攻击行为增多，性情暴躁，可能通过打骂那些讽刺、讥笑或轻视自己的人来发泄心中的愤怒。如果不能直接攻击伤害自己的人物，还可能产生转向攻击，即寻找“替罪羊”来发泄愤怒情绪，如摔东西、毁物、对不相关的人发脾气等。

【案例】容貌缺陷者的痛苦

我是个极度自卑的人，自卑到与人交流都有障碍，不善言辞，不会人际，更学不来应变。我觉得自己很没用很没用，悲观、自我、消极。我的世界越变越小，朋友也越来越少。生活一直在失去，失去青春、失去活力、失去激情、失去纯真。连招聘的考官都清清楚楚地告诉我，“对不起，我们不需要你，你太不自信了”。

儿时，我患过先天性心脏病，身后有条长长的刀疤。5 岁那年因不慎被开水烫伤，在手上又留下了大面积瘢痕。我从小不敢穿短袖，再热的天也将手捂得严严实实。

上大学时，因为空闲时间太多，对依赖感很强的我来说非常不习惯，感到空虚无聊，便开始喜欢用暴饮暴食来排遣。体重一度增至 60kg，对身材不高的我来说，极其丑陋，自己都不忍目睹，男生对我也都敬而远之。于是，我将自己封闭，经常独来独往，因为胖，我对自己更加不自信，觉得怎么连自己的行为都控制不了，真是无能的大傻瓜！越对自己没信心，减肥就越困难，直到大学毕业参加工作都一直胖着。因为胖，我没少被人嘲笑，爸妈单位里的一些同事还特意跑到家里来看我，说：“听说你女儿变胖了，我们来看看。”当时我真是无地自容，恨不得找个地缝钻进去。

后来，父亲托关系在外地给我找了份体面的工作，但并不是一帆风顺。在公司里领导和同事都看不起我，我对他们只能是唯唯诺诺，工作也担惊受怕，一年后由于表现不佳被辞退。在外工作的这一年我曾试过自杀，遗书都写好了，后来站在天台上即将跳下去的一刹那，想到父母好不容易求人托关系给我找了这个工作，在他们还没有得到回报之前我不能对不起他们，从我出生，他们就因为我的病操了不少心，花了不少钱。

因为外貌的关系，不自信，因为不善交际，害怕被嘲笑、被拒绝，所以先拒绝了他人，不主动跟他人说话，不敢主动争取情感与应得的待遇。现在，身边没有一个朋友，我怕他人拒绝，而且多年的自闭让自己不知对他人的言语作出如何适当的反应，总是好心办坏事，说话他人也总觉得索然无味。总觉得自己是多余的，这样活着好痛苦，真不如死了算了。

第三节　容貌缺陷的心理应对

一、心理防御机制概述

（一）心理防御机制的概念

心理防御机制（psychological defense mechanism），也称自我防卫机制，是指个体处于挫折与冲突的紧张情境时，在其内部心理活动中具有的自觉或不自觉地解脱烦恼、减轻内心不安、避免精神痛苦，以恢复情绪平衡与稳定的一种适应性倾向。

心理防御机制是精神分析理论中的基本概念之一。弗洛伊德把人格结构划分为“本我”、“自我”和“超我”三个部分，自我是调解者，通过调解，使人格内部各种力量之间、人与外部环境之间达到一种动态平衡，以维持人格的统一和完整，保证个体的健康。但是这种平衡只是相对的、暂时的，人格内部的冲突是不可避免的。如果内部的矛盾冲突加剧，不能及时化解，人就会产生焦虑；如果冲突过于激烈，自我无法调解和应付，就会导致人格的分裂和精神障碍，妨碍个体的健康。焦虑是个体内心的一种紧张状态，这种紧张状态本身就具有动力性，个体先天就具有一种解除紧张状态的倾向。为了减轻、缓解或消除人格内部的矛盾冲突，降低或避免焦虑，以保持人格的统一和完整，自我发展了许多自我保护性的机制，弗洛伊德称之为自我防御机制，即心理防御机制。

心理防御机制具有三个特征：①无论哪种防御机制都可以起到减弱、回避或克服各种消极情绪的作用，避免挫折与冲突所造成的痛苦；②多数心理防御机制是通过个体对现实的歪曲反映和解释达到减轻痛苦的目的；③心理防御机制是个体无意识的、不知不觉中采取的自我保护措施。

在现实生活中，人的各种需要不可能都得到满足，动机不可能全部实现，会遇到各种阻碍，因而挫折与矛盾冲突在所难免。为了减轻痛苦和烦恼，每个人都会无意识地运用一些心理防御机制，以避免心理失衡，保护自己。容貌缺陷者也会采取一些防御机制来减轻、缓解缺陷带来的痛苦。例如，当别人询问自己脸上的伤痕是怎么回事时，有的人会说：“这是上帝对我的照顾，专门给我做的标记，让我与众不同。”

（二）常见的心理防御机制

1. 否认（denial）　否认也称否定，是指个体拒绝面对不愉快的现实，对已经发生了的痛苦事实潜意识地加以否定，像没有发生一样，以避免心理上的痛苦和不安。否认是最早形成的，也是最原始、最简单的心理防御机制，它伴随着痛苦感情一起产生，是为了减轻痛苦的一种保护性机制。比如，一些小孩玩耍时摔坏了家里贵重的东西，马上用手蒙住双眼，似乎没看见就没有发生一样，内心的不安就会减轻；一些面容被毁者一开始拒绝照镜子，不承认被毁容的事实，以此减轻巨大的心理打击。

2. 投射(projection) 投射也称外射，是指个体把自己具有的，而自己又不能接受的或不好的欲望、冲动、意念、情感和品质投射给别人，看成是别人具有的东西，以此减轻心理压力。例如，自私者会说人人都自私，这种“以小人之心，度君子之腹”便是投射。一些容貌缺陷者讨厌自己丑陋的外表，自己看不起自己，于是认为别人看不起他，这就是把自己的情感投射给了他人。

3. 曲解(misinterpret) 曲解是指个体以歪曲的形式解释遇到的令人痛苦或意识不能接受的客观事实，而且确信事实就是自己认为的那样，以符合自己的内心需要。例如，有些容貌缺陷者会把别人对其容貌的嘲笑和讽刺看成是别人对其才能的嫉妒，以保护自己的自尊。

4. 内射(introjection) 内射也称摄入，与投射相反，是指个体不加选择地把外界具有威胁的价值观和标准吸收进自我的认知结构，成为自己人格的一部分，使自己不再受到其威胁。例如，儿童在父母面前是弱小的，能感受到来自父母的威胁，他会不自觉地吸收父母的言行，其逐渐形成的人格中就有父母的影子，这便是内射的结果。“入乡随俗”也是内射的例子，如果“入乡”而不“随俗”便可能受到他人的排挤，难以融入当地的社会生活。

5. 仿同(identification) 仿同是指个体通过特别的心理动机，潜意识地吸收、模仿自己认同的特殊的人或物。例如，一名身材矮小的男青年长期自卑，上大学时遇到一位同样身材矮小的老师，这位老师讲课风趣幽默，深受学生喜爱，于是，这名男青年不自觉地模仿这位老师的衣着打扮、言谈举止、动作表情，甚至说话的语调，其目的是使自己像这位老师一样能得到他人的认可。

6. 退化(regression) 退化也称退行、倒退，是指个体发展到相当阶段因遭到挫折而倒退到较原始的发展水平，采取与其年龄不相称的、不成熟的行为方式来满足自己的欲望，从而减轻心理上的痛苦和压力，摆脱烦恼。例如，高考中一些考生面对难题时会不自觉地啃、吸手指，借此来减轻内心的焦虑。一些容貌缺陷者因为某些生理功能和社会功能的丧失，许多方面需要他人的帮助和照顾，久而久之，形成强烈的依赖性，即使是自己力所能及的事也不做了，理所当然地依靠他人。

7. 幻想(fantasy) 幻想是指个体遭遇现实困难而无力解决时，以想象、虚幻的方式来摆脱现实困境，减轻痛苦，满足其受挫的心灵，获得心理平衡。例如，一些小孩因容貌缺陷遭到他人歧视和欺负，又打不过别人，于是便想象自己是武林高手，三拳两腿把对方打得跪地求饶，这样便能在一定程度上降低其被人欺负后的不适感。再比如，有容貌缺陷的“灰姑娘”想象自己变美丽了，和自己心中的白马王子相亲相爱，甜蜜美满，过着幸福的生活，以此来获得情感上的满足。

8. 合理化(rationalization) 合理化也称文饰作用，是指个体在需要不能满足，动机受挫时，寻找一些似乎合理、自己能接受的解释，以此掩饰其真实动机或理由，达到减轻苦恼的目的。吃不到葡萄说葡萄酸的“酸葡萄心理”和吃不到葡萄说自己柠檬甜的“甜柠檬心理”就是合理化。“酸葡萄心理”指一个人认为自己想得而没有或得不到的东西都是不好的。例如，女性都希望自己有美丽的容貌，一些存在容貌缺陷的女性为了解脱自己，说“长得漂亮不一定是好事，红颜祸水、红颜薄命”。“甜柠檬心理”指一个人得不到想要的东西时就认为自己拥有的是好的。例如，一些容貌缺陷者为了降低求美受挫的失落感，会说“丑是丑，可是我聪明能干、温柔贤惠、心地善良”。

9. 抵消(undoing) 抵消是指个体以象征性的事情来弥补已经发生了的不愉快的事情，以减轻其心理上的不适感。例如，有些容貌缺陷者脾气急躁，行为比较冲动，无意中伤害了别人，感到不好意思，说声“对不起”来抵消自己的不当言行，降低心理上的歉疚感。

10. 补偿(compensation) 补偿是指个体企图用各种方法来弥补其生理或心理上的缺陷，从而减轻缺陷所致的不适感。例如，盲人发展了更敏锐的听觉来弥补其视觉功能的缺失；寂寞的老年人养宠物来弥补精神上的孤独感。在美容求术者中，有些人的所谓容貌缺陷并非真正存在，只是自己想象出来的，由于存在容貌缺陷感，也会寻求各种美容措施来补偿其所谓的容貌缺陷。

11. 转移(displacement) 转移是指个体将自己不能接受或不能满足的，指向某一对象的情感、欲望和态度等，转移到其他较安全或较为大家所接受的对象上，以达到宣泄情绪的目的。例如，寻找“替罪羊”，一些因容貌缺陷而被拒绝的求职者，心理极不平衡，心中的怒气又不能向招聘方发泄，于是回家向自己的亲人发火，或者摔打物品，发泄完了，心情也好多了。

12. 隔离(isolation) 隔离是指个体将痛苦经验中的部分事实从意识层面加以隔离，避免自我知觉，以免引起精神上的不愉快。例如，一些由于意外或人为因素被毁容者，在被问及毁容原因时，往往并不详细描述事情发生的过程，只是轻描淡写。同样回答了对方的问题，讲述了事情经过，但从感觉上来讲，自己不会太触景生情。

13. 潜抑(repression) 潜抑是最基本的心理防御机制，是指个体把不能被意识或社会所接受的欲望、冲动、情感、观念等不知不觉地抑制到潜意识中去，从而避免因意识到而引起心理冲突和焦虑。例如，容貌缺陷者会因自身的缺陷经历一些不愉快的事情，随着时间的推移，有的人不知不觉中将这些不愉快的经历“忘掉”了，甚至再也想不起了，其痛苦似乎也没有了。这不同于“自然遗忘”，实质是一种潜意识的“有动机的遗忘”。人们意识不到被抑制在潜意识中的东西，但它们会在不知不觉中影响个体的行为，引起“口误”、“笔误”和其他各种行为失误。

14. 反向作用(reaction) 反向作用也称反向形成，是指个体将内心难以接受的观念、欲望、冲动和情感等以相反的形式表现出来。被抑制在潜意识中的往往是意识不能接受的，但它们并未消失，随时都有进入意识的可能。为此，人们全力防范，结果却从相反的方向表现出来，即“矫枉过正”。例如，有些外表长相丑的男生，在言行上可能对漂亮女生表现出对抗、敌意，其实这种意识层面上的对抗和敌意只是一种假面具，掩盖了潜意识中对漂亮女生的好奇和倾慕。

15. 压抑(suppression) 压抑是指个体有意识地去压抑、控制其心中不被社会认可或意识不能接受的观念、欲望、冲动，或是想办法拖延其需要的满足。例如，容貌缺陷者可能会嫉妒一些外表形象美的人，有时会产生损毁对方容貌的冲动，但马上就想到这种想法是不好的，也是不能被满足的，于是自我克制，赶快把这种想法压制起来，以避免这些念头带来的自责感，这就是压抑的作用。压抑是最基本的、最早发展起来的成熟的心理防御机制，是“自我”发展到一定水平才能执行的心理功能。例如，存在容貌缺陷的幼儿在受到他人讽刺和嘲笑时马上就会报复对方；而大一些的儿童就能自我克制心中报复的欲望。

16. 升华(sublimation) 升华是指个体将各种不为意识或社会认可的原始冲动和欲望转化到社会容许或赞许的目标和对象上。这是一种高级、成熟而具建设性的防御机制。弗洛伊德特别强调升华在人类文明中的作用，他在《文明及其不满》一书中指出，文明和文化的进步依赖于里比多(libido)的升华，没有升华就没有文学、艺术、科学发明和创造。

17. 幽默(humor) 幽默是指个体以诙谐、幽默和开玩笑的方式来应对紧张、尴尬的局面或间接表达潜意识欲望，借以摆脱困境，维持心理平衡。幽默是一种高级、成熟的心理防御机制。人格比较成熟的人，常使用适当的幽默来化解困境，渡过难关，免除尴尬。春秋时代，齐国外交使臣晏子机智敏捷、能言善辩，但身材非常矮小。晏子出使楚国，楚国人知道晏子个子矮小，有意侮辱他，就在城门旁边特意开了一个小门，请晏子从小门中进入。晏子说："只有出使狗国的人，才从狗洞中进去。今天我出使的是楚国，应该不是从此门中入城吧。"楚国人只好改道请晏子从大门中进入。晏子也就不必受辱了。

（三）躯体变形障碍的心理防御机制

研究表明(黄爱国，2007年)躯体变形障碍(BDD)患者的心理防御机制具有以下特点：较多地采用投射、幻想等防御机制。他们在挫折反应中为了逃避矛盾和冲突而不直接面对现实(幻想、退缩)，有时又直接表达冲突(投射)，不能将内心冲突延迟解决；有时会将不被别人接受的攻击性冲动和责难转向自己(被动攻击)。所以，BDD患者的自我控制能力一般不强，有时还会出现出尔反尔的情形。当BDD患者遇到挫折或在不能有效控制的情景时，不能把焦虑等负性情绪减少到最低程度，也不能把挫折转化为发展的动力。BDD患者无法合理地使用幽默和升华的心理防御机制，才使其无法适应正常的社会交往和人际交流，进而造成社会行为的内倾。当能够采取幽默和升华等心理防御机制时，对体貌的认知就会客观，而引起体像障碍的诱因就会减少。

二、容貌缺陷者的心理应对策略

（一）应对的概念

应对(coping)是指个体为对付难题、适应和摆脱某种情境而采取的认知和行为措施。容貌缺陷对个体而言是一种负性刺激，同其他生活中的应激事件一样，会扰乱人的精神活动，打破人的心理平衡。人们为了避免这些因素造成的心理紧张、痛苦、不快，以及可能导致的心理障碍或精神疾病，会采取各种措施和手段来摆脱困境，减轻内心的痛苦，维持自己的心理平衡。这些措施和手段统称为应对。

应对是任何预防、消除或减弱有害刺激或其引起的不良情绪的努力和措施，无论有意识或无意识的、现实或非现实的、健康或不健康的、认知或行为上的，其结果是使人们保护自我，维持心理平衡。一些青少年沉溺于虚幻的网络空间，以此来逃避现实生活中的压力，其实就是一种非现实的应对方式，同样可以起到暂时减轻烦恼的作用。

（二）应对策略

福克曼和拉扎勒斯等(S. Folkman & R. S. Lazarus，1980年)把应对方式分为两类，问题关注应对和情绪关注应对。容貌缺陷者的心理问题的应对方法有很多，概括起来不外乎也是这两类。美容工作者应根据有容貌缺陷的求美者的具体情况，有针对性地选择一些应对策略，帮助求美者减轻因容貌缺陷带来的心理压力，消除或缓解各种心理问题，促进他们的心理健康。

1. 问题关注应对(problem-focused coping) 问题关注应对是针对事件或问题的，直接指向应激源的应对方式。主要有以下策略：

(1) 解决问题：容貌缺陷者的心理问题的根源在于其身体上的某种缺陷，或者说是他们认为自己具有的缺陷。事实上容貌缺陷并非不能改变，某些缺陷可以通过一些手段使之消除或得到改善，其心理问题也就迎刃而解。这是最直接的容貌缺陷心理问题的应对策略。例如，先天唇腭裂患者由于容貌的缺陷、发音的障碍，随着年龄的增长，往往会出现严重的心理问题。唇腭裂序列治疗通过唇裂、腭裂、牙槽突裂修复术，腭咽成形术，鼻唇畸形、颌骨发育畸形治疗使患者的缺陷得到彻底的矫正。当然，整形美容手术不能解决所有的心理问题，还有必要辅之以心理治疗。

(2) 寻求信息：俗话说“当局者迷，旁观者清”，很多时候容貌缺陷者对自己缺陷的性质、程度、预后等缺乏客观的认识。由于其注意力过分集中在自己的缺陷上，往往将这些缺陷看得很重，主观认为别人会觉得自己很丑陋，会不愿意和自己接近，无形中自己给自己增加了心理压力，导致自卑、焦虑、抑郁和急躁易怒等心理问题的发生。容貌缺陷者可以从专业人员处寻求一些有关自己缺陷的信息，也可以从他人处获取别人对自己缺陷的反馈信息，了解其他人对自己缺陷的看法和感受，从而防止自我认知上的偏差，对自己的缺陷有更为理智、冷静和客观的认识，减少不必要的担忧，避免自寻烦恼。

(3) 社会技能训练：社会支持(social support)是指个体通过社会联系获得的或感受到的来自他人的关心、理解和支持，是人们解决问题、减轻烦恼和痛苦的重要的应对资源。容貌缺陷者更需要得到他人的同情、关心、理解和帮助。然而容貌缺陷者普遍存在自卑感，在与人交往中缺乏信心、被动、自我封闭，这妨碍了其社会技能的发展，他们人际交往范围狭窄，社会支持系统欠缺。社会技能训练可以有效地改善个体的交往模式，拓宽其人际范围，帮助其充分地利用社会支持的资源来应对心理问题。社会技能训练包括人际交流技能、亲近技能、自我暴露和坚持立场等等。这些技能训练可以帮助容貌缺陷者消除或减轻自卑感，以自信、开放、积极主动的方式与人交流，增加其社会活动，在人际交往中获得情感上的满足，在丰富多彩的活动中体验快乐。

(4) 应激监督：容貌缺陷者不可避免地会因为容貌上的缺陷受到一些歧视和不公正的待遇，对他们而言，无疑是一种不良刺激，会引起一定的应激反应，会加重他们原有的心理问题。一味地强调“走自己的路”，不理会他人的看法和态度并没有太大的意义。应激监督可以有效地避免这些不良刺激或者减轻对应激事件反应的强度。一方面，容貌缺陷者应增加对环境的了解，获得尽可能多的外部信息，以确定哪些事件或人会因为自己的缺陷而给自己造成心理压力，从而避免与这些事件或人接触，减少不必要的应激反应；另一方面，容貌缺陷者还要监督应激过程中自己的反应。例如，在遇到一些事件或他人给自己造成压力时，人们可能会非常紧张、焦虑、愤怒或恐惧，此时身体肌肉必然也是紧张的。把自己的注意力集中在肌肉紧张上，并通过放松技术降低紧张，使肌肉松弛下来，与此同时，情绪上的紧张、焦虑或愤怒感和恐惧感也会降低。这就是通过监督应激的生理反应达到减轻心理反应的目的。

2. 情绪关注应对(emotion-focused coping) 情绪关注应对是针对个体情绪反应的，通过调整认知和行为来改变不良情绪反应的应对方式。主要有以下策略：

（1）消除紧张：紧张是在遇到压力时的一种生理上的警告，是环境事件或未解决的内部冲突使生理唤起增加到不舒适时的感受。人们在日常生活中很容易体验到紧张感，容貌缺陷者的心理问题更多，因而比常人有更多的紧张体验。采取适当的策略消除紧张，心理问题随之也会得到缓解和改善。消除紧张的方法很多，也可以是自我开发的方法，如深呼吸、渐进性肌肉放松、入静、冥想、自我催眠等。

（2）认知重组：生活中发生的各种事件，包括容貌上存在缺陷，并不能决定个体必然产生某种特定的情绪和行为反应。正如有的容貌缺陷者自卑、绝望、痛苦不堪，有的却活得快乐、充实、富有意义。究其原因，最主要的是价值体系不同、认知结构不同，对各种事件的认知评价不同，赋予这些事件的意义不同，因而情绪和行为反应也不同。认知重组可以改变个体对事件意义的认知或改变个体对情境掌握能力的认知，变消极认知为积极认知，从而改变其情绪反应的性质或强度。在对容貌缺陷者的临床心理干预中，常常使用理性情绪疗法来进行认知重组。例如，一些意外毁容者悲观绝望、痛不欲生，失去了活下去的信心，甚至产生自杀的意念和行为，这是其情绪和行为反应。对于被毁容的认知则可能是："完了！我这张脸一定让人感到恐怖，没人愿意和我交往，我没脸见人，我是家庭的负担，我活着再也没有意义……"这些都是消极的、非理性的认知，可以通过理性情绪疗法的一些技术，如质疑、夸张、合理的自我分析等，来消除这些消极的、非理性的认知，重新建立起理性的认知，其不良情绪和行为也会随着认知的改变而得到改善或消除。

（3）积极转移：积极转移也称注意转移，是指把注意力从痛苦的情绪或压抑的思想中转向建设性的活动。如果把注意力放在自己的缺陷上，会导致感知过敏，越看越觉得自己丑陋，其心理痛苦也会增加。从事一些感兴趣的、有意义的活动，注意力专注于活动中，会减少对自己的关注，不良情绪也会淡化，心理痛苦自然也就会得到缓解。因此，容貌缺陷者不妨培养自己的音乐、绘画、阅读、运动等方面的兴趣，投入到丰富多彩的社会活动中去，主动体验生活的快乐，使自己从烦恼和痛苦中解脱出来。

（4）表达和宣泄：容貌缺陷者中普遍存在自卑、压抑、忧郁、焦虑、孤独等痛苦情绪，这些痛苦情绪压抑在内心，没有得到释放，给个体精神上造成的压力难以缓解，会严重影响到人的身心健康。适当表达和宣泄消极情绪可以减轻痛苦。倾诉是一种有效表达和宣泄的方法，找个可以信赖的朋友，和盘托出心中的痛苦、烦闷、苦恼、担忧，得到朋友的理解和关心，这样可以减轻心理负担；找个无人的地方，如树林里、大海边、楼顶等，放开喉咙把你心中的积怨喊出来；可以做一些对人无伤害而又能让自己觉得"痛快"的运动来宣泄情绪，如奔跑、击打软物等；痛痛快快地大哭一场，哭完了就会感到心里轻松多了，心理痛苦也得到了缓解；书面表达也是一种宣泄情绪的办法，将自己内心的痛苦感受写出来，这样可以帮助自己更加清楚地认识和调节自己的情绪。宣泄情绪的方法还有很多，容貌缺陷者也可以针对自己的具体情况开发一些适合自己的行之有效的方法来宣泄不良情绪，以减轻心理痛苦，维持自己的心理平衡。

（5）适度运用心理防御机制：无论哪种类型的心理防御机制都具有减轻烦恼、避免心理痛苦的作用。容貌缺陷者在社会生活中会遇到种种压力，为了化解这些压力，避免心理失衡，可以适当运用一些心理防御机制。例如，面部有缺陷者尽量回避照镜子，避免从镜子中看到自己面部的缺陷，以减少对心理的负性刺激，这是利用了否认的防御机制；把容貌缺陷所带来的自卑感转化为超越自我、超越他人的一种动力，去追求学业、事业上的成功，这是升华;“我很丑,可是我很温柔”,容貌上有缺陷,那么去强化自己的优势,这是合理化;有人对李肇星外长的长相发难,问:“如果别人说你长相不敢恭维,你怎么想?”李肇星回答:“我的母亲不会同意这种看法,她对我的长相感到自豪。”李肇星外长以幽默的方式应对了这一令人不快的问题,化解了尴尬。

(兰小彬)

8 第八章 美容心理评估与咨询

美容心理评估是美容心理咨询、心理治疗和心理护理的基础与前提，也是评价美容心理咨询、心理治疗和心理护理效果的重要依据。由于求美者群体中不少人存在各种心理问题或心理障碍，因此，准确把握求美者的心理特征十分重要，通过心理评估可排除一些不适合进行医学美容的人，避免一些医疗纠纷。所以，美容心理评估是美容医学的重要组成部分。

美容心理咨询的目的在于帮助那些在容貌、形体审美方面存在心理问题，以及接受美容手术前或接受美容手术后有心理不适应的求美者。但美容心理咨询只能解决心理问题和程度较轻的心理障碍，如果涉及人格障碍或严重的心理障碍，则需要专业的心理治疗。美容心理咨询是增进人体美感、提高人体审美能力和促进人的身心健康的重要途径。

第一节 美容心理评估

一、美容心理评估的概念和意义

（一）美容心理评估的概念及程序

心理评估（psychological assessment）是应用多种方法所获得的信息，对个体某一心理现象作全面、系统和深入的客观描述。美容心理评估是在美容医学实践过程中，运用心理评估的方法，对求美者的心理特点进行评价和估计的过程。心理评估是心理咨询和心理治疗的重要前提和依据，同时心理评估还可对心理咨询和心理治疗的效果作出判定。

美容心理评估的目的不同，评估的程序也有所不同，但基本程序是相似的。首先，要明确评估的目的是什么，希望评估达到什么目标；其次，要详细了解被评估者的当前心理问题，以及问题的起因及发展、可能的影响因素、早年的生活经历、家庭背景等资料；第三，被评估者的一些特殊问题和重点问题的深入了解和评估，这个过程常常要应用心理测验的方法；最后将评估所获得的资料进行分析、处理，作出评估结论，并对相关人员解释评估结果。

（二）美容心理评估的意义

1. 鉴定和筛选求美者　求美者对美容手术效果的认同不是以单纯的症状解除、功能改善为标准，而是与求美者的心理因素密切相关。不稳定的人格特征、术前期望值过高、医护人员与求美者之间缺乏沟通或沟通不当，都会导致求美者对手术效果不满意。如果单纯以完成手术为目的，而不充分考虑求美者的心理需求与客观条件的差距，可能会造成手术成功但美容失败的结局，并易导致术后纠纷。因此，通过美容心理评估可以科学地分析求美者的求美心理状态，了解其求美需求及其与客观条件之间的差距，有利于美容医疗工作者根据评估结果采取不同的对策，进行客观具体的形态美学引导，最终使求美者的求美需求得到满足。

在评估要求手术的求美者时还要考虑以下因素，若出现这些因素则不能进行手术：①因机体原因而不能进行手术者，如有凝血机制障碍；②求美者对手术效果期望过高；③当求美者有身体感觉异常时；④治疗者怀疑求美者可能存在心理问题时；⑤已明确诊断的严重心理障碍或精神病患者。因此，在美容手术实施前进行心理评估是十分必要的。美容医学的技术禁忌要比其他临床医学技术禁忌严格得多，美容手术不能以丧失健康为代价换取美学价值。

2. 制订心理干预措施　在美容医疗工作中若单纯使用手术治疗，而忽视求美者的心理因素，是不能完全做好美容医疗工作的，这是由美容医学的性质决定的，所以了解求美者的心理状态是美容医学的重要任务。从与求美者初次接触开始，就应该注意评估求美者的心理状态与人格特征，如果发现异常，必须进一步做心理检查。美容心理咨询与治疗的有效性，关键在于对求美者心理状态、动机、需要、人格特征等心理要素的把握，因此，美容心理评估的目的就是要收集这些资料，以便准确了解求美者的心理特征，并对其有针对性地制订相应的心理干预措施。例如，对容貌形体美期望过高者，可在术前对其进行心理干预，调整其期望值后再予以手术，则可提高其对手术效果的认同度。

二、美容心理评估的方法

（一）会谈法

会谈法(interview method)是心理评估中最基本的一种方法，也是美容心理评估的最基本方法。它是通过评估者与被评估者谈话的过程，了解被评估者心理状态的情况及性质的方法。会谈法的基本形式是面对面的交流，即评估者通过与求美者(或其亲属、朋友、同事等)交谈，了解其心理活动规律的一种心理学评估方法。会谈法要求评估者有很好的会谈技术，通过语言和非语言沟通与被评估者互动。其优点是可直接获得第一手资料，有助于综合评估；不足是对评估者的沟通技术要求较高。会谈法可以分为标准化会谈、非标准化会谈和半标准化会谈。

1. 标准化会谈　根据美容心理评估所要了解的主要问题，事先规定好会谈内容，设计好对求美者的提问以及每个问题所要达到的目的，依次向求美者提出问题。美容心理评估的一个重要目的就是排除有关心理障碍，特别是体像障碍，所以应对标准化会谈的谈话内容有所限定。标准化会谈具有控制性强、针对性明确、重点突出、节约时间、效率较高等优点。不足是会谈缺乏灵活性，会谈气氛比较死板(表 8-1)。

2. 非标准化会谈　基本特点是会谈没有固定结构和程序，谈话是开放式的，以自由交谈方式进行。非标准化会谈优点是会谈在轻松自然的状况下进行，容易取得求美者的积极配合，让其自由地表现自己，无戒备地倾诉自己心理活动的真实感受，所获得的材料较为真实。不足之处是花费时间较多，容易偏离会谈的主题，得到的资料也不易量化和分析交流。这种会谈并不是没有目的的随意交谈，而是目的更为隐蔽，因此非标准化会谈较难掌握。

3. 半标准化会谈　是介于标准化会谈与非标准化会谈之间的一种会谈方式。其特点是事先准备好会谈提纲，但又不拘泥于会谈提纲，而是根据每一位求美者的具体情况，灵活地提出相应的问题。

表 8-1　美容心理状态的标准化会谈提纲举例

内容	问题举例	目的
背景	你喜欢打扮吗?	了解求美者的背景
动机	你为什么要做美容手术?	了解内在与外在动机
期望	你想达到何种效果?	了解期望值的高低
审美观	你认为什么人美?	了解审美观念
容貌自我评价	你觉得你长得怎样?	了解自我体像
情绪与容貌	你为容貌烦恼吗?	了解缺陷的影响
人际关系	你喜欢与他人交往吗?	了解容貌对行为的影响

（二）观察法

观察法是通过对被评估者行为表现直接或间接(如录像设备)的观察而进行心理评估的一种方法。其优点是所获得的材料比较真实和客观,在观察时对被观察者的合作程度要求不高,观察法能得到被观察者不能直接报告或不便报告的资料。尤其是对儿童的心理评估以及精神障碍者的评估,观察法显得更为重要。观察法的不足之处,首先是得到的只是外显行为,不易重复,因而评估结果经常出现分歧意见;第二,观察法也不容易观察到预定的内容;第三,观察结果取决于观察者的观察能力和综合分析能力。

观察的内容主要包括求美者的仪表(穿戴、举止、装束、表情等)、身体特征(高矮、胖瘦、畸形或其他特殊体型等)、情绪特征、语言特点、思维内容、人际沟通风格、言谈举止、兴趣爱好、在困难情景下的应对行为和策略等。观察法的主要步骤:①确定观察要点;②明确观察中的记录指标;③确定观察中的先后顺序;④预先估计观察重点,必要时还需要补充观察。

（三）心理测验法

心理测验(psychological test)是依据一定的心理学原理和技术,对人的心理现象或行为进行量化测量,从而确定心理现象在性质和程度上的差异。测量就是用数学方法依照一定的法则对事物的属性进行量的描述的过程。心理属性的测量一般采用心理测验量表,以分数或等级对人的心理行为进行量的描述,其结果是给人的心理属性一个量化的数值。心理测验使用的工具称为量表。对心理测验工具的要求有:

1. 标准化　指心理测验应有固定的测验内容、测验方法、统一的答案和记分方法。保证对不同的被试者来说施测的条件都是相同的,这样不同被试者的测验结果才有可比性,才能减少无关因素对测验的影响。

2. 效度　又称准确性或有效性。指一个测验能够正确地测量出它所要测量的东西的程度。如果一个测验测得的不是所要测的东西,就无法解释测验结果的真实意义,那么这个测验就不是一个有效的测验。

3. 信度　指一个测验对同一对象的几次测验中所得结果的一致程度。它反映测验的可靠性和稳定性。

4. 常模　是通过对正常人群进行标准化测验之后获得的一种比较标准,是测验的参照分数,是解释测验结果的依据。

心理测验的种类很多,选择原则主要有:①选择符合评估目的、常模样本符合受试者条件、标准化程度高、主试熟悉的量表作为测验工具;②正确对待心理测验,对测验结果进行解释时应谨慎,不能过分依赖心理测验的结果,要结合其他评估手段进行全面综合分析;③遵守职业道德,尊重被试者的权利和尊严,不得以任何理由歧视被试者,并对被试者的测验结果严格保密。

三、常用的美容心理测验

(一) 人格测验

1. 明尼苏达多相人格调查表　明尼苏达多相人格调查表(Minnesota multiphase personality inventory,MMPI)是由美国明尼苏达大学的哈撒韦(Hathaway)、麦金利(Mckiney)于 20 世纪 40 年代共同编制的,是世界上应用最广泛的人格测验量表之一。1989 年由明尼苏达大学出版了《MMPI-2 施测与记分手册》。凡年满 16 岁,具有小学以上文化程度的人都可测试。

MMPI 包括 566 个自我陈述式题目,与临床有关的题目多集中在 399 题之前,其中 16 个为重复题目。其内容包括身体方面的主观体验、精神状况和对家庭、婚姻、政治、法律、宗教等方面的态度和看法。被试者根据实际情况对每个题目作出“是”或“否”的回答,若确实不能判定则不作回答或用“?”表示。测验有 14 个量表,其中效度量表 4 个,临床量表 10 个,主要是从精神病学角度测量人格结构,但实际应用却不只限于精神病学领域。MMPI 可应用于美容心理咨询及美容心理治疗过程中,对求美者的人格特征进行评估及对美容心理治疗的效果进行评价。

2. 艾森克人格问卷　艾森克人格问卷(Eysenck personality questionnaire,EPQ)是英国心理学家艾森克(Eysenck)编制的,是目前国内外广泛采用的人格量表之一,有成人问卷(16 岁以上)和少年问卷(7～15 岁)两种。艾森克认为人格是由三个维度即 E 维(内外向)、N 维(情绪稳定度)和 P 维(精神质)构成的立体结构,故设计了四个量表(即 E、N、P、L),L 是效度量表,测量掩饰、自我保护程度、纯朴性及社会成熟水平。在测验时被试者对每题回答“是”或“否”,按照测定手册规定的标准进行记分,依据年龄及性别常模进行解释。

3. 卡特尔 16 种人格因素问卷　卡特尔 16 种人格因素问卷(Cattell 16 personality factors inventory,16PF)由美国心理学家卡特尔(Cattell)教授于 1946 年编制。他通过因素分析获得 16 种人格的根源特质,他认为每一个人的人格都可以用这 16 种相互独立的人格特质加以描述,16PF 就是测定这 16 种人格特质的量表。量表共有 187 个题目,适用于 16 岁以上的成人。该测验主要了解个体的人格倾向(表 8-2)。

(二) 临床常用调查量表

1. 症状自评量表(symptom check list 90,SCL-90)　它是包含 90 个项目的精神症状自评量表。该量表适用于精神科或非精神科的成年患者,也应用于神经症及综合性医院中有躯体疾病的患者的心理健康调查,是目前美容心理咨询和心理治疗中应用最多的一种自评量表。每个项目均采用 5 级评分制,没有反向评分项目。具体评分为:没有:自觉无该项症状(问题);轻度:自觉有该项症状,但发生得并不频繁、严重;中度:自觉有该项症状,对被试者有一定影响;偏重:自觉有该项症状,对被试者有相当程度的影响;严重:自觉有该项症状,频度和强度都十分严重。

在评定开始前,由工作人员为被试者讲解评分方法和要求,然后让他作出独立的、不受

表8-2　16种人格因素、名称及特征

因素	名称	低分者特征	高分者特征
A	乐群性	缄默、孤独、冷漠	外向、热情、乐群
B	聪慧性	迟钝、浅薄、抽象思考能力弱	聪慧、富有才识、善于抽象思考
C	稳定性	情绪激动、易恼怒	情绪稳定、成熟、能面对现实
E	特强性	谦虚、顺从、通融、恭顺	好强、固执、独立
F	兴奋性	严肃审慎、冷静寡言	轻松兴奋、随遇而安
G	有恒性	权宜敷衍、缺乏奉公守法精神	有恒负责、做事尽职
H	敢为性	畏缩退却、缺乏自信	冒险敢为、少有顾虑
I	敏感性	理智、着重实际、自恃其力	敏感、感情用事
L	怀疑性	信赖、随和、易与人相处	怀疑、刚愎自用、固执己见
M	幻想性	现实、合乎成规、力求妥善合理	幻想、狂放不羁
N	世故性	坦率、直率、天真	精明能干、世故
O	忧患性	安详沉着、有自信心	忧虑抑郁、烦恼多端
Q1	实验性	保守、服从传统	自由、批评激进、不拘泥于成规
Q2	独立性	依赖、随群附众	自主、自强、当机立断
Q3	自律性	矛盾冲突、不明大体	知己知彼、自律严谨
Q4	紧张性	心平气和、闲散宁静	紧张困扰、激动挣扎

任何人影响的自我评定。对于文化程度低的人，可由工作人员逐项念给他听，并以中性的、不带任何暗示和倾向的方式把问题本身的意思告诉他。评定时间范围是“最近一星期”。

2. 抑郁自评量表(self-rating depression scale，SDS)　特点是使用简便，能直观地反映患者抑郁的主观感受及严重程度。使用者也不需经特殊训练。抑郁自评量表主要适用于具有抑郁症状的成年人。目前多用于求美者的粗筛、情绪状态评定以及调查等。

SDS采用4级评分，主要评定症状出现的频度，若为正向评分题，依次评为1、2、3、4。反向评分题(量表中有*号者)，则评为4、3、2、1。评定标准如下：“1”表示没有或很少时间有；“2”表示小部分时间有；“3”表示相当多的时间有；“4”表示绝大部分或全部时间有。

在评定之前，一定要让评定对象完全理解整个量表的填写方法和每个问题的含义，然后独立地、不受任何影响地自我评定。要注意评定的时间范围是“过去一周”。SDS的主要统计指标是总分，但要经过一次转换。把20个项目的得分相加，就得到粗分，用粗分乘以1.25后取整数部分，就得到标准分。

3. 焦虑自评量表(self-rating anxiety scale，SAS)　从量表构造的形式到具体的评定方法，都与抑郁自评量表(SDS)十分相似，用于评定感到焦虑的求美者的主观感受。SAS共有20个项目，分别调查20个症状。在20个项目中有5个项目为反向评分。评定方法同SDS。

(三) 体像测验

1. 田纳西自我观念量表(Tennessee self-concept scale，TSCS)　是一种多维度、自评式自我观念量表。由美国心理学家费茨(W. H. Fitts)于1965年编制，1988年进行了修订。中文译本以台湾心理学家林邦杰1980年修订本采用最多。该量表把自我观念分成两大维度：

（1）结构维度：从认知、情感、行为三方面分析，可分为自我认同、自我满意、自我行为。其中自我认同是反映受试者对自我现状的描述；自我满意是对自我现状的满意程度；自我行为是受试者在接纳自我或拒绝自我后，实际所采取的应对行动，或表现在外的行为。

（2）内容维度：分为身体自我、道德伦理自我、心理自我、家庭自我、社会自我。其中身体自我即受试者对其身体健康状态、外貌、技能和性方面的感觉；道德伦理自我即受试者对其道德价值、宗教信仰、好坏人等的看法；心理自我是对自己个人价值及能力的评价；家庭自我是对自己作为家庭成员一分子的价值及胜任感的看法；社会自我是指自己在与他人关系中的价值及胜任感。受试者的总分代表受试者对整个自我的看法，得分越高，表示他"越喜欢自己、信任自己，认为自己是有价值的人，并且依此行事"。

2. 女性肖像测试(draw-a-woman test)　该测试是让受试者在一张白纸上画一个女性人体，两个以上的施测者通过对肖像的乳房曲线、体像优劣的观察，对受试者进行体像测试评判，评分按照"好、较好、中等、较坏、坏"5 个等级划分。在体像的判断方面，如果所绘人体扭曲或缺失了身体某部分，或者肖像非常小，或不集中，或与书页垂直，或与男人体像相像，则给予低分，表明受试者存在体像障碍。

第二节　美容心理咨询

一、美容心理咨询的概念和作用

（一）美容心理咨询的概念

心理咨询(psychological counseling)是指专业人员在良好咨询关系基础上，运用心理学的理论和技术，通过和来访者(即咨询对象)商谈、讨论、启发和教育，从心理方面帮助来访者解决各种心理问题，使其更好地适应环境，保持心理健康的过程。心理咨询的根本目标是帮助来访者成长，充分发挥来访者自身的潜力，在咨询者的帮助和支持下自己解决自己的问题。

美容心理咨询(cosmestic counseling)是咨询者在良好咨询关系基础上，运用心理咨询的技术和方法，帮助求美者解决美容心理问题的过程。美容心理咨询的根本目的是帮助求美者将求美过程当作自我成长的机会，使求美者以积极的态度对待求美过程，从而提高生活质量，增强个人的独立性、自主性和自信心，达到自我成长、自我完善的终极目标。

美容心理咨询不仅包括美容咨询的内容，还要针对求美者的心理问题进行咨询与疏导。随着人们对生命质量的更高追求，要求美容的人将越来越多，美容心理咨询将成为增进人体美感、提高人们的人体审美能力和增进身心健康的重要途径。

（二）美容心理咨询的作用

在求美者中有部分人存在程度不同的心理问题，求美者所烦恼的美容问题，有一部分可以通过美容医学手段解决，还有一些问题则需要美容心理咨询，通过调整自我认知，逐步接纳自己来解决。

1. 提高自我体像认识能力　人们对自己外貌的认识、评价存在不符合实际的情况，尤其是对自己容貌的某些缺陷或不协调，由于过分的注意而造成自我体像的错误认识，求美者往往会夸大容貌上的缺陷和不协调，从而影响心理健康。通过美容心理咨询，可以纠正这些认识偏差，帮助求美者形成正确的自我体像，促进心理健康。

2. 树立正确的求美行为　求美者中有一些人并没有真正的容貌缺陷或容貌的不协调问题，通过美容心理咨询进行心理调节，可以提高求美者的人体审美能力，改善求美者对自我体像的审美评价，引导人们树立正确的求美行为。

3. 作为美容手术的辅助手段　美容受术者主要是想通过手术解决容貌的缺陷或容貌的不协调问题。然而，大多数的美容受术者有不同程度的心理问题或心理障碍。如果这些心理问题或心理障碍不能得到有效的疏导，对手术效果的影响是很大的。比如有时从医学角度看，是成功的手术，受术者却不予以认同。在美容手术前后，引导患者做必要的美容心理咨询可以提高美容手术的审美效果。

二、美容心理咨询的形式与程序

（一）美容心理咨询的形式

美容心理咨询的形式多样，以咨询途径可分为：门诊咨询、信函咨询、宣传咨询、电话咨询、现场咨询等；以咨询对象的人数多少可分为：个别咨询、团体咨询。各种形式之间有交叉。

1. 门诊咨询　这是美容心理咨询中最主要、最有效的形式。门诊咨询是指求美者直接访问咨询者。门诊咨询由于是面对面的交流，所以能及时、深入、全面地了解求美者的问题，求美者可充分详尽地倾诉，咨询者能及时、有效地进行帮助。

2. 信函咨询　是咨询双方通过书信往来的形式进行的交流。适用于距离较远或不愿暴露身份的人。这种形式的优点是可突破时空距离，能避免当面咨询时的紧张和难以启齿，不足之处是由于不能当面与咨询对象会谈，难以深入了解情况，不能及时调整方案，有时需多次通信而费时较长，同时也受求美者文化水平的限制，咨询者有时无法把握问题的关键而影响咨询效果。信函咨询最好配合其他咨询形式进行。

3. 宣传咨询　是通过报刊、杂志、广播、电视等传媒对公众进行专题咨询指导和答疑。严格讲，这是一种科普宣传，所以针对性不强，无法解决个别的、特殊的心理问题。最大的优点是量大、面广，有利于普及美容心理知识，具有一定防治结合的作用。

4. 电话咨询　是通过电话进行咨询，具有方便、迅速、及时的特点。电话咨询主要采取倾听、支持、疏导、改变认知等技术。不足之处是时间不宜太长，费用较高。

5. 网络咨询　网络咨询是近年来兴起的咨询形式。其特点是受时空影响较小、方便快捷、保密性强、适应范围广泛，具有电话咨询、信函咨询等形式的优点。求美者既可以提出所要咨询的问题，又可以减少某种窘迫感，受到喜欢上网的求美者的欢迎。

6. 个别咨询　心理咨询的一种主要形式，通常是指单个咨询者帮助单个求美者解决心理问题的形式。它包括门诊咨询、信函咨询、电话咨询、现场咨询等形式。其特点是保密性及可控性强，有利于咨询者深入、耐心、有针对性地进行咨询。

7. 团体咨询　即咨询者帮助一类人解决其共同存在的心理问题的形式。优点是小组成员间相互支持、相互影响，多向交流，感染力强，咨询效率高，能代表真实的社会情景，使咨询效果易于迁移到日常生活中，对克服孤独、羞涩等社交障碍具有较好的作用。局限是难以对个体进行深入咨询，成员间不易说出心中的隐私，对咨询的效果不好评估。

（二）美容心理咨询的实施程序

1. 建立关系、收集资料阶段　建立关系即咨询者与求美者建立良好的关系，这是进行有效咨询的重要环节，咨询关系的发展贯穿于整个咨询过程中。收集资料是指咨询者明确求美者需要解决的基本问题及与之有关的心理、躯体和社会方面的情况。收集资料的内容与求美者的问题有关，也与咨询者的理论取向有关。收集资料应包括以下一些内容。

（1）求美者的一般情况：如姓名、性别、年龄、职业、文化程度、民族、宗教信仰、婚姻状况和经济收入等。这些内容可由求美者以表格方式填写。

（2）与求美者相关的各种因素：包括求美者心理方面的情况，如人格特点、兴趣爱好、情绪、动机等；生理方面的情况，如健康状况、容貌或体像情况、影响生理功能或美学效果的情况；社会方面的因素，包括家庭、人际关系、受教育情况、成长的社会文化背景、容貌的社会评价等。想迫切解决的心理问题、近期重大的生活事件、想要达到的美容目的。在此阶段咨询者要弄清求美者当前究竟被什么问题所困扰，问题的严重程度如何，问题持续时间有多久，产生的原因是什么，他本人对此有无明确的意识等。

（3）求美者心理问题的背景资料：围绕求美者的主要心理问题进一步了解其有关的背景资料，如工作环境、学习能力、生活习惯、过去生活史、个人和家庭成员的健康状况、社会人际关系、个性特征、兴趣特长、生活的转折点和对未来的看法，以及性发育的情况等。如有必要可进行心理测验和其他检查，如神经系统、精神系统的检查等。

2. 分析资料、拟订方案阶段　该阶段的主要任务是根据所收集的资料，结合心理学的有关知识，对求美者的问题进行分析和诊断。明确求美者的问题是什么、属于什么类型，如是人格障碍还是神经症或是容貌丑陋引起长期的心境抑郁等。同时要对其严重程度进行评估，明确求美者心理问题的原因。把这些完成以后，咨询者以简明的语言把自己对问题的了解和判断反馈给求美者，通过讨论与求美者达成共识，共同确立咨询目标，并制订出一个切合实际的、有效的咨询方案。

3. 帮助和改变阶段　该阶段是美容心理咨询的关键阶段，主要任务是咨询者应用心理学的方法和技术帮助求美者减轻或消除心理问题或心理障碍。常采用的方法有领悟、支持、解释、行为指导和改变认知等，对比较严重的心理障碍者则要采取专业化的心理治疗技术。在咨询时要注意不能使求美者成为一个被动、接受、依赖的角色，咨询者一般不要直接、具体地告诉求美者如何做，而是提出建议和多种可能解决的办法，让求美者通过比较，自己选择其中最为适合解决自己问题的方法。

4. 评估、结束阶段　在这个阶段，对整个咨询过程进行总结性的评价，咨询者帮助求美者重新回顾咨询的要点，检查咨询目标的实现情况，使求美者对自己的情况有更加清楚的认识，对咨询过程中所接受的有益的帮助、启示和领悟记得更加深刻。咨询结束后最好对求美者进行跟踪观察以便总结经验。

总之，美容心理咨询是一个过程，是由不同阶段、步骤构成的，各个阶段有不同的侧重点，各阶段之间相互交叉衔接，相互关联，形成统一的咨询过程。

三、美容心理咨询的原则

1. 建立良好关系的原则　这是实施有效美容心理咨询的基础，良好关系本身就是一个积极的因素，具有减轻求美者疾苦、缓解焦虑、激发求美者希望和信心的作用。咨询者在与求美者接触之初，就要通过自己的言行建立权威性，使求美者对自己有信任感，那么咨询者的支持、保证和解释等咨询手段都易为求美者所接受。建立良好关系的核心在于使求美者相信咨询者愿意帮助他，而且咨询者有能力帮助他。在美容心理咨询过程的始终，咨询者应当对求美者保持尊重、同情、关心和支持。

2. 保密原则　保密原则要求咨询者严守与求美者谈话内容。尊重求美者的权利和隐私，是咨询者最基本的职业道德之一。美容心理咨询会涉及求美者的隐私，在工作中必须坚持保密的原则。即使在教学、科研、心理健康宣传教育等工作需要引用某些案例时，必须事先征得当事人同意或对案例内容进行技术性处理，避免暴露当事人的真实姓名和身份。

3. 计划性和灵活性　美容心理咨询应在周密检查，明确诊断的前提下进行，对咨询方法、咨询程序、实施时间、咨询目标都要形成计划。咨询者应以动态发展的眼光，分析求美者心理问题的成因、解决心理问题并预测咨询效果。在咨询过程中应详细记录各种变化，形成完整的个案资料。在咨询过程中如出现了事先预定的方案与变化的病情不相适应的情况时，要注意及时调整咨询方案，贯彻灵活性原则。

4. 针对性与综合咨询的原则　在美容心理咨询过程中应根据求美者的具体问题和差异，有的放矢地选择咨询方法，以保证最佳的咨询效果。但是心理问题的产生往往是生物、心理和社会因素共同作用的结果，因此，咨询时也应采取综合的咨询方式。所以在选择咨询方法时，关键是要对求美者的问题有准确的理解与把握，并在咨询过程中不断地评估。

四、美容心理咨询的技术

（一）建立良好咨询关系的技术

1. 尊重　是指对求美者接纳的态度，也就是咨询者要接受对方，能容忍对方不同的观点、习惯等。在咨询过程中既要尊重求美者的个性特征，又要尊重他所面临的挫折和困难，这样求美者才能真正体会到被尊重，会感到处于一种安全的境地，才会开放自己的内心世界。做到尊重的要点是：①咨询者要充分认识到尊重在咨询关系中的重要性，经常检查自己是否有宽容和接纳他人的态度；②注意用非言语方式如身体的姿态、声调、面部表情和非批评性语言来表达尊重。

求美者来自不同的阶层、有着不同的文化背景、经济条件和习惯爱好，他们的问题也不尽相同，审美心理需要也因人而异。因此，咨询者应尽量获取、收集求美者的审美心理需求信息，并针对其审美心理需要考虑解决的办法，在不违背医疗原则、伦理道德的前提条件下，尽可能的尊重他们的审美心理需要。重视求美者所提出的要求，即使不能达到和满足他们的要求也要说明其原因和理由，而不是驳斥求美者的要求。

2. 真诚　指咨询者在美容心理咨询过程中对求美者真挚诚恳，不刻意取悦对方，不因自我防御而掩饰、修改自己的想法和态度，不回避自己的失误或短处，直截了当地表达自己的想法。真诚能产生信任和喜爱，还可给求美者一种安全感，而且为求美者提供了一个榜样。但要注意不能把真诚理解为简单的实话实说，面对求美者，咨询者的言行必须是有助于求美者成长的，不能说一些可能会伤害对方的话。真诚与其说是技巧，不如说是一种人生态度。

3. 共情　就是咨询者设身处地从求美者的角度去感受求美者的内心世界（他的感觉、需要、痛苦等）的心理历程。它包括两个方面的内容：一是充分理解，二是准确表达。做到共情的要领是:①咨询者要尽可能排除自己的参照标准,如知识、价值观、个性特点、兴趣特点等,用客观、同情、愿意感受的心态去接触对方的内心世界;②咨询者要善于观察,从求美者的各种非言语性线索中增强同感的准确性;③咨询者要有较丰富的词汇和准确的表达能力,把自己对求美者的充分理解反馈给对方。

4. 积极关注　是对求美者言语、行为的积极面或长处予以关注,从而使求美者拥有正向价值观的过程。积极关注既是一种观念,也是一种方法。咨询者要有这样一种观念:人是可以改变的;每个人总会有这样那样的长处、优点;每个人的身上都存在潜力,通过自己的努力和外界的帮助,每个人都可以比现在好。咨询者应立足于求美者的潜力和价值,善于发现、发掘求美者身上的闪光点,使其多关注自己的积极面,促进自我发现及潜能开发,从而促进求美者的自我成长。

（二）会谈技术

1. 倾听　倾听是美容心理咨询的第一步,是建立良好咨询关系的基本要求。倾听既可以表达对求美者的尊重,同时也能使对方在比较宽松和信任的氛围下诉说自己的烦恼。在倾听时咨询者要认真地、有兴趣地、设身处地地去听。不要有偏见,不要做价值上的评判。对对方讲的任何内容不表现出惊讶、厌恶、奇怪、激动和气愤等神态,而是予以无条件的尊重和接纳,并通过言语和非言语的方式对对方的倾诉作出反应。在心理咨询过程中尤其是初期听比说更重要。在倾听时不仅要用耳,还要用心去听,不但要听懂对方通过言语、表情和动作所表达出的内容,还要听出他没有直接表达出来的内容或隐含的意思。

2. 提问技术

（1）开放式提问:指对回答类型不作具体、明确规定的提问,也就是不能用“是”或“否”来回答的提问。常运用“什么”、“怎么”、“为什么”、“能否”等词在内的语句发问,如“你能谈谈别人对你容貌的看法吗?”、“这件事你是怎样看的”。开放式提问可让求美者对有关的问题、事件给予较为详细的反应,它可以引导求美者更多地讲出有关情况、想法、情绪等。其缺点是无法排除许多无价值、不正确的信息;非标准化,常不易量化而且费时间。

（2）封闭式提问:这类问题的特征就是可以用“是”或“不是”、“有”或者“没有”、“对”或者“不对”等一两个字简短回答的提问,如“你对自己容貌评价是好是坏”。这类问题在会谈中具有收集信息、澄清事实、节省时间的作用,有助于缩小讨论范围和帮助求美者集中注意某些主要问题。但封闭式提问的采用要适当,通常在会谈的中后期才采用,而且次数不宜太多。因为封闭式提问不能提供较大的自由度给求美者,限制了求美者的思路和自我表达,从而妨碍了对求美者资料的收集和对问题的广泛深入的了解,甚至破坏了咨询关系。

在会谈中,各种问法要根据当时情形合理使用,不能固着于其中一种问法。尤其是以“为什么”开始的发问,过多这样的提问有使咨询关系疏远化的作用,在问有些问题时应注意语气语调的运用,以免显得过于咄咄逼人。

3. 鼓励和复述　鼓励是指咨询者借助语气词或表情动作来表达对求美者叙述的兴趣、重视或接受,给求美者以心理支持,使会谈顺利进行。在倾听时要让求美者知道咨询者在听他讲话,不时用点头、微笑或简短的词语如“嗯……嗯”、“是这样”、“后来呢?”来鼓励对方继续讲下去。复述就是重复求美者所讲的一些重要的话,这表明咨询者对求美者所说的话中关键词语的注意,有助于引导会谈向某一方向的纵深进行。

4. 内容反应　也称释义,是指咨询者把求美者言谈的主要内容和思想加以综合整理,再反馈给对方。在释意时一是要简明扼要，二是要客观准确。直接引用求美者原话中的关键词句是经常使用的方法。释义的目的是使求美者有机会再次剖析自己的困扰，重新组合那些零散的事件和关系，深化会谈的内容。

5. 情感反应　是对求美者的情绪的反应。是针对求美者现在的情绪进行反应，情感反应的目的是捕捉求美者瞬间的感受，咨询者由此了解到求美者的思想和情感，同时也可以通过情感反应，使求美者清晰地感知到自己的情绪状态。如“你为此感到非常气愤，是这样吗”。

6. 总结　就是把求美者所讲的事实、信息、情感和行为反应等，经过咨询者分析综合后以概括的形式表达出来。总结是每次会谈必用的技巧之一，在会谈中只要判断出对对方所说的某件事的有关内容已基本掌握就可应用。

（三）影响性技术

1. 解释　解释是最重要的影响技术。解释是咨询者依据心理学理论、美学知识或个人经验针对求美者的问题、困扰，给求美者提供一种新的认识他们问题和自身的方式。解释不要过多，一次会谈最多运用2～3个恰当的解释即可。在解释时要注意：①解释必须是在充分了解求美者问题的基础上进行；②解释要通俗易懂，简明扼要；③解释要有真实性和合理性，不要太偏激；④在解释时尽量采取试探性的态度。

2. 指导　就是告诉求美者做什么或者如何做，指导的实质在于直接造成求美者行为改变。指导与解释配合使用效果会更好一些。给予什么样的指导与咨询者的理论取向有很大的关系。指导大致可以分为两类：一般性指导和作为某一疗法的实用技术的指导，一般性指导是咨询者针对某一问题，以心理学理论或个人实践经验为参考而设计出的指导，它没有特定的程序和固定的内容，在大多数咨询中都会用到。实用技术的指导有一定的程序，需要结合不同流派的理论，如放松训练，是以行为学习理论为依据并有固定的内容。指导时要注意多采用“我希望你……”的温和语言代替“你必须……”的强硬态度，同时要注意求美者人格特征和承受能力。

3. 劝告与提供信息　就是对求美者关心的问题提出建议，给予指导性或参考性的信息，以帮助求美者思考问题，作出决策。但对一些重大的人生选择，如“我应该离婚吗?”、“我应该选择哪一项工作?”等不宜给予直接劝告。咨询者在劝告与提出信息时要注意：①言语的措辞，较委婉的话容易被求美者接受；②劝告不易太多，否则会妨碍求美者独立性的发展，无形中把解决问题的责任交给了咨询者。

4. 自我暴露　指把自己个人的有关信息讲出来使别人知道。咨询者的自我暴露有助于双方的沟通，增加求美者对咨询者的信任感，从而使求美者的自我暴露增多。咨询者的自我暴露有两种形式，一种是向求美者表明自己在咨询会谈当时对求美者言行问题的体验，另一种是告诉对方自己过去的一些有关的情绪体验及经历和经验。自我暴露不是咨询者随意暴露，因此咨询者要注意：①必须确定自己的经验对求美者有所帮助的情况下才做自我暴露；②自我暴露的次数不能过多，涉及深度要适度。自我暴露不是目的，而是一种促进求美者自我探索、自我认识、自我改善的手段。

5. 面质　是指咨询者指出求美者身上存在的矛盾。使用面质技术的目的在于协助求美者促进对自己的感受、信念、行为及所处情境的深入了解；在于激励求美者放下自己的防卫心理来面对自己。求美者常见的矛盾有：言行不一致；理想与现实不一致；前后言语不一致;咨询双方意见不一致,如“你说自己丑,可我觉得你是漂亮的”。面质需要咨询者在建立好关系的基础上进行。

6. 情感表达　咨询者向求美者告知自己的情绪、情感活动状况,让求美者明白。如“我觉得你很直率”,“我觉得你很坦然”。情感表达的目的是为求美者服务的,而不是为咨询者自己的表达、宣泄。因此,咨询者情感表达的内容、方式应有助于咨询的进行。

(李莲英　张渝成)

9 第九章 美容心理障碍的治疗

随着社会文明的进步，人们对人体美的追求已成为一种时尚。在社会生活中，容貌形体与人的生活、工作、交往，乃至爱情、婚姻等都有密切关系。有的人可能容貌形体上有些轻微的缺陷，或因美容手术后的认识偏差，或容貌形体并没有任何欠缺，但是自己却认为容貌形体丑陋，随之产生了自卑感、情绪沮丧、自我封闭、悲观绝望等负性心理。一旦这种内心体验持续时间过长，痛苦程度过大，就会逐渐形成心理问题或心理障碍，影响个体的身心发展，构成消极体像。严重者还会导致与容貌相关的抑郁症、强迫症、恐惧症，甚至精神分裂症等，这时心理治疗技术的应用就显得尤为重要。

第一节　心理治疗概述

心理治疗(psychotherapy)也称精神治疗，是指专业人员运用心理学的理论和技术，对患者的心理障碍和行为异常进行治疗，达到改善心理状态和行为方式的目的。心理治疗的方法目前已达400多种，其发展趋势是：①治疗短程化，短程治疗不是单纯的疗程缩短，而是作为一种系统治疗方法，是有计划性的，有理论依据的，同时伴有治疗目标的改变；②理论技术整合化，这是指治疗者针对患者的人格特点、问题层次，在不同的治疗阶段采用不同的技术手段进行治疗；③治疗方法标准化；④疗效评价客观化。

一、心理治疗的形式

1. 按治疗周期分

(1) 长期心理治疗：一般要超过两三个月，甚至一两年。其治疗的目的不仅在于使症状与问题得到解决，还要改善人格与行为的方式，其治疗重点放在深层心理探索，纠正内心的情结。

(2) 短期心理治疗：一般是在1个月左右，主要解决一个重点问题，不把问题范围扩大，在短期内完成一个阶段的治疗任务。

(3) 限期心理治疗：是指治疗者与患者共同协商确定咨询治疗目标，在期限内完成治疗过程。

2. 按治疗对象分类

(1) 个别心理治疗：是指治疗者与患者一对一的治疗形式。

(2) 团体心理治疗：是指以相同或相近心理问题的群体为对象进行的心理治疗，一般为3～10人，在团体情境中提供心理帮助的一种心理治疗形式。

(3) 家庭心理治疗：家庭由个体组成，个体是家庭的一部分，个人的心理状态与家庭密切相关，家庭功能的不良，可表现为个体的心理问题。家庭心理治疗的治疗对象不单是某一个体，而是通过在家庭成员内部促进谅解，增进情感交流和相互关心的作法，使每个家庭成员了解家庭中病态情感结构，以纠正其共有的心理病态，改善家庭功能，产生治疗性的影响，达到和睦相处，向正常发展的目的。

二、心理治疗的基本过程

心理治疗的方法众多，各种心理治疗方法的原理、方式等各不相同，因而在操作方法上差异很大，这里以行为疗法为例介绍其基本过程。

1. 问题探索阶段　这是心理治疗的开始阶段，主要探索心理行为问题的成因及其相关因素。

(1) 问题行为的表现：主要包括问题行为出现的频率、程度和持续时间。如慢性疼痛是否对日常行为有影响，是否有服用止痛药的依赖现象，是否有一出现疼痛就立即休息的现象。

(2) 问题行为的病因：主要是了解问题行为的既往史及其发展变化过程，并收集与此相关的资料，从中有时可以发现引起问题行为的某些重要的心理社会因素。

(3) 问题行为的相关因素：许多环境刺激因素有增强或减轻行为症状的作用，通过与患者访谈，可以发现这些刺激因素的存在。

(4) 了解患者对行为治疗的期望，巩固治疗的动机，让其了解行为治疗的目的、方法，促使患者积极参与治疗。

2. 分析认识阶段　对问题行为进行详细的治疗前测量与分析。

(1) 测量和记录：患者通过自我观察或自我监督，在医护人员的指导下患者自己成为行为问题的监督者。如要求吸烟者每天坚持将自己吸烟的数量记录到自制的图表上。

(2) 功能分析：患者在测量自己问题行为的同时，医护人员要不断地对记录结果进行分析，寻找和证实问题与环境刺激因素之间的联系。

3. 治疗行动阶段

(1) 选择治疗方法：问题行为及其影响因素个体差异性很大，在行为治疗时必须注意所使用的方法与患者的问题相匹配。要考虑以下几个方面：①该治疗方法已经被证明对这一类问题行为是有效的；②已考虑到测量中发现的各种相关因素；③患者有要求治疗的动机；④患者具备配合治疗的能力和条件。

(2) 指导和实施治疗：在治疗过程中要不断与患者进行交流，收集患者对治疗信息的反馈，提高患者对问题的认识和参与感。

4. 疗效评价阶段　在治疗期间要随时对患者的情况进行分析，了解问题行为改变的情况，判断治疗的进展。经过一段时间的治疗后，要对治疗效果进行分析与评估，确定是否达到预期的治疗目标。如患者的情况无明显的改善，要分析原因，必要时可考虑另选一种疗法。

5. 结束巩固阶段　心理治疗取得疗效后要继续巩固，因为心理行为问题容易复发，本阶段是行为治疗程序最后的、重要的阶段，要确定继续治疗的目标，要求患者定期复诊以实施维持期的治疗，鼓励患者将所学的方法付诸实施。当然治疗计划必须事先与患者共同制订，耐心解释，并要求患者严格按计划实施。

第二节 行为疗法

行为疗法又称行为治疗、行为矫正，是建立在行为主义理论基础上的心理治疗方法。行为主义的理论认为：人的行为是通过学习获得的，患者的异常行为也能够通过有目的的学习得到矫正。它是根据行为主义学习理论及条件反射理论，以减轻或改善患者的症状或不良行为并建立一种新的条件反射和行为为目标的心理治疗技术。其方法主要有：放松疗法、系统脱敏疗法、厌恶疗法、满灌疗法、行为塑造法等。

一、放松疗法

放松疗法又称松弛疗法，它是按一定的练习程序，通过学习和训练有意识地控制或调节精神及骨骼肌肉的放松的一种治疗方法。

（一）原理

放松状态下，大脑皮质的唤醒水平下降，交感神经系统的兴奋性降低，机体耗能减少，血氧饱和度增加，血红蛋白含量及携氧能力提高，消化功能提高等。在日常工作和生活中，人们经常受到各种生活事件的刺激。当人们心情紧张时，身体各部分的肌肉也变得紧张、僵硬，而当紧张的情绪松弛后，僵硬的肌肉还不能松弛下来。在放松训练中，人会有四肢温暖，头脑清晰，全身轻松舒适，内心恬静的感觉。这非常有利于调整机体功能、防病治病，长期坚持放松训练可以提高人的感知、记忆、思维、情绪、性格等心理素质。

（二）适用范围及分类

1. 适用范围　放松训练广泛地应用于正常人的保健，调节紧张情绪、减轻压力等；适用于恐惧症、强迫症和焦虑症、学校适应不良综合征等；某些心身疾病及配合某些心理治疗方法。目前，也日益广泛地应用在美容治疗过程中。

2. 分类　根据放松的方式可分为渐进性放松训练、自生训练、静默法等。

（三）方法与技术

1. 渐进性放松法　渐进性放松法也称对照法。是由美国生理学家雅可布森（Jacobson E）于20世纪20年代提出的。主要是通过对肌肉的“收缩-放松”反复对照训练，让被试者体会收缩到放松的感觉。具体措施如下：

（1）治疗的准备：①找一个放松、舒服的姿势，有坐式、卧式；②要在安静的环境中进行练习，尽量减少无关的刺激，以保证放松训练的顺利进行；③每次训练30分钟左右，做3次深呼吸，每次5～7秒钟；每次肌肉收缩10秒钟左右，放松40秒钟左右。

（2）放松的顺序：手臂部-头部-躯干部-腿部。放松顺序可根据实际情况和自身特点进行新的编组排列。

（3）放松的方法：下面是各部位放松训练时的步骤：集中注意力-肌肉收缩-保持收缩-解除收缩-肌肉松弛。

例如，手臂部位的放松。治疗者可以这样发出指令：“伸出你的右手，握紧拳，使劲儿握，从1数到5，就好像要握碎什么东西似的。注意手臂的收缩感觉……坚持一下……再坚持一下（保持收缩）……好，放松……现在感到手臂很放松了……（解除收缩和肌肉松弛）”。

又如躯干部的放松。指导语可以这样说：“耸起你的双肩，使肩部肌肉收缩，非常的收缩，注意这种收缩的感觉……坚持一下，……再坚持一下，……好，放松……非常放松……”。

当各部分肌肉放松都做完之后，治疗者还可以继续给出指导语：“现在你感到很安静、很放松、很舒服……非常非常安静……非常非常放松……（当我从1数到3时）请睁开你的眼睛”。

渐进性放松疗法指导语：

1）“深深吸进一口气，保持一会儿。（15秒）好，请慢慢把气呼出来，慢慢把气呼出来。（停一停）现在我们再来做一次，请你深深吸进一口气，保持一会儿。（15秒）好，请慢慢把气呼出来，慢慢把气呼出来（停一停）”。

2）“现在，伸出你的前臂握紧拳头，用力握紧，注意你手上的感受。（15秒）好，现在请放松，彻底放松你的双手，体验放松后的感觉，你可能感到沉重、轻松，或者温暖，这些是放松的标志，请你注意这些感觉。我们现在再做一次”。

3）“现在开始放松你的双臂，先用力弯曲绷紧双臂肌肉，保持一会儿，感受双臂肌肉的收缩。（大约15秒）好，放松，彻底放松你的双臂，体会放松后的感受。现在我们再做一次”。

4）“现在，开始练习如何放松双脚。好，收缩你的双脚，用脚趾抓紧地面，用力抓紧，用力，保持一会儿。好，放松，彻底放松你的双脚。现在我们再做一次”。

5）“现在，放松你小腿部位的肌肉。请你将脚尖用力上翘，脚跟向下向后紧压地面，绷紧小腿上的肌肉，保持一会儿，保持一会儿。（大约15秒）好，放松，彻底放松。现在我们再做一次”。

6）“现在，放松你大腿的肌肉。请用脚跟向前向下压紧地面，绷紧大腿肌肉，保持一会儿。（大约15秒）好，放松，彻底放松。我们再做一次”。

7）“现在我们放松头部肌肉。请皱紧额头的肌肉，皱紧，皱紧，保持一会儿。（大约15秒）好，放松，彻底放松。现在，转动你的眼球，从上，至左、至下、至右，加快速度。好，现在朝反方向旋转你的眼球，加快速度，好，停下来，放松，彻底放松。现在，咬紧你的牙齿，用力咬紧，保持一会儿。（大约15秒）好，放松，彻底放松。现在，用舌头顶住上腭，用劲上顶，保持一会儿。（大约15秒）好，放松，彻底放松。现在，收紧你的下巴，用力，保持一会儿。（大约15秒）好，放松，彻底放松。我们再做一次”。

8）“请放松躯干上的肌肉群。好，请你往后扩展你的双肩，用力向后扩展，用力扩展，保持一会儿。（大约15秒）好，放松，彻底放松。我们再做一次”。“现在，向上提起你的双肩，尽量使双肩接近你的耳垂。用力上提双肩，保持一会儿。（大约15秒）好，放松，彻底放松。我们再做一次”。“现在，向内收紧你的双肩，用力收，保持一会儿。（大约15秒）好，放松，彻底放松。我们再做一次”。

9）“现在，请抬起你的双腿，向上抬起双腿，弯曲你的腰，用力弯曲腰部，保持一会儿。（大约15秒）好，放松，彻底放松。我们再做一次”。

10）“现在，收缩臀部肌肉，会阴用力上提，保持一会儿。（大约15秒）好，放松，彻底放松。我们再做一次”（休息3分钟，从头到尾再做一遍放松）。

2. 自生训练　自生训练（autonomic training）也称直接法，是由德国生理学家沃格特（Vogt）于1890年提出。

（1）训练准备：环境要求安静，患者取舒适放松的坐位或卧位，闭上双眼。

想象：紧锁的双眉和收缩的皱纹舒展开来，放松脸上的全部肌肉，下巴放松，嘴略微张开，舌尖贴在上齿龈，慢慢地、柔和地做深呼吸。当空气通过鼻腔吸入时，会感到腹部隆起，然后通过嘴巴慢慢地呼出，呼出的时间是吸入的两倍。做2～3分钟这种准备动作后，开始做以下练习。

（2）训练方法

1）沉重感练习：闭上双眼，从右手开始做起。默念下面的句子："我的右臂变得麻痹和沉重（重复6～8次）；我的右臂越来越沉重（同前）；我的右臂沉重极了（同前）；我感到极度平静（1次）。"现在睁开眼睛，抛掉这种沉重感，活动几下胳膊，做几次深呼吸，再重复前面的动作。每天做2～3次这种沉重练习，每次10分钟左右。

要求：要全神贯注于这些词句和沉重的感觉。先用右臂做这种沉重感练习，然后用完全相同的方法再用左臂做这个练习；双臂变得麻痹和沉重；右腿变得麻痹和沉重；左腿变得麻痹和沉重；双腿变得麻痹和沉重；四肢变得麻痹和沉重。这种沉重感练习需要21天，要有规律地进行，才能最快地获得效果。

2）热感练习：重复一遍最后一次臂部和腿部的沉重练习，只需要45秒到1分钟的时间，然后就可以开始做热感练习。程序如下：我的右臂正变得麻痹和燥热（重复6～8次）；我的右臂越来越热（同前）；我的右臂热极了（同前）；我感到极度平静（1次）。

按照这个程序把沉重感练习和热感练习结合在一起做一遍："我的四肢变得麻痹、沉重和燥热（重复6～8次）；我的四肢越来越沉重和燥热（同前）；我的四肢沉重和燥热极了（同前）；我感到极度平静（1次）"。

做完一遍后，睁开眼睛，活动一下，抛掉沉重和燥热的感觉，然后再重复。在默读上面的句子时，想一想过去手臂真正感到热的情况，可以想象手臂正浸在盛满热水的澡盆里，或者想象夏天炎热的阳光晒着自己手臂的感觉，如果有必要，可以在两次练习之间把手臂放在热水盆里，然后大声对自己说"我的手臂正变得越来越热"，以此获得这种热的感觉。也可以想象正在把躯干内的热量输送到四肢去。需要注意的是只有当上肢产生沉重感时，才开始做上肢的热感练习。

3）心脏练习：重复一下沉重感和热感练习，把每个短句默念3遍。开始要仰面躺着感觉自己的心跳。在胸部、脖子或其他地方用手感觉心跳，也可以将右手放在左手腕动脉处感觉心跳。当身体放松后可以直接感觉到心脏跳动，这时就默默地重复："我的胸部感到温暖舒适（重复6～8次）；我的心跳平缓稳定（同前）；我感到极度平静（1次）"。这种练习要做两个星期，每天做2～3次，每次10分钟左右。

4）呼吸练习：重复"我的四肢变得麻痹、沉重和燥热（重复1～2次）；我的四肢越来越沉重和燥热（同前）；我的四肢沉重和燥热极了（同前）；我的心跳平缓而稳定（同前）；我感觉呼吸极为平稳（重复6～8次）；我感到极度平静（1次）"。这种练习要做两个星期，每天做2～3次，每次10分钟左右。成功控制自己呼吸的标志是：进行一次轻体力活动，或者神经受到某种刺激后，仍能保持平缓和有节奏的呼吸。在这个练习的末尾，把"我感到极度平静"改成"平静渗透了我的身心"。

5）胃部练习：简短重复沉重感练习、热感练习、心跳练习和呼吸练习，然后说："我感到胃部柔软和温暖（重复6～8次）；我感到极度平静（1次）"。做这个练习时，可以将右手放在内脏神经丛的部位，就会逐渐清晰地感觉到这种温暖感，胃部引起一种愉快的温暖感觉。还可以强化说"我的内脏神经丛正散发着热量"。这个练习做两个星期，每天2～3次，每次10

分钟左右。当确实体会到胃部有温暖感时，说明已经掌握了这个练习方法。

6）额部练习：像前面一样简短重复沉重感、热感、心跳、呼吸和胃部练习，然后说："我感到我的额头很凉爽(重复6～8次)；我感到极度平静(1次)"。这时想象一阵轻风吹过自己的面颊，使额头和太阳穴感到凉爽。当确实能够感到这种凉爽感时，就说明掌握了这个练习方法。此练习进行两周，每天做2～3次，每次10分钟左右。

注意事项：不要骤然停止练习，每做完一遍练习，睁开眼睛，逐渐地开始活动。伸展一下四肢，活动一下关节，抛掉沉重感后，就可以正常活动了。

在重复前面的句子时，要精力集中和带有感情，一边念句子，一边进行想象，使那些话融化到自己的意识中去。沉重感和热感练习往往能使人处于舒服的昏昏欲睡的状态。这种方法能使人进入放松的机敏状态，当收缩消除后，人的头脑应当更加灵敏。下面是这几个练习的总公式：

"我感到四肢沉重和燥热；我的心跳和呼吸非常平缓和稳定；我的胃部柔软和温暖；我感到前额很凉爽；我感到极度平静。"大多数人重复一两次上面的句子，就能使自己进入愉快、沉静的自然发生状态。不断地有规律地使用这些方法，会使这种状态增强，在需要的时候使自己放松和处于最佳状态。为了巩固掌握这些技术，每天应该练习两次，每次5分钟。学会了这六个简单的练习，就掌握了最基本的自生法，一般都能很快体会到它的效果。每当需要的时候，就可以用这种方法使自己迅速进入平静状态。

做完上述六个基本练习以后，人是处于极度松弛、平静的状态。所以还应该再做一个自我动员练习，以使自己的精神振奋起来。需默念下列暗示语：

"我的整个身体放松后积蓄了力量……放松的感觉从手……脚……躯干……颈部……面部……消失了；我的全身都得到了休息……变得有力……呼吸加深了……睡意在消失……睡意完全消失……我的大脑休息过了，像被水洗过一样很干净，很清醒！自我感觉很好！我感觉比任何时候都有精神，我有了很强烈的要工作的欲望！"然后，站起来做几节身体准备活动，整个人将处于十分积极的振奋状态。

3. 静默法　静默法(meditation)也称空幻想象法。通常是指个体将注意或意识集中到一个客体、声音、意念或体验的一种训练。这种方法是由美国的本森(Benson)在1975年根据东方静默法的特点而设计的训练方法。这个方法有四个要素：①安静的环境；②肌肉放松；③意识指向一个固定的事物；④随和的态度。其应用的目的是使人达到精神放松、提高领悟力和随意控制力，保持平和心态。

静默的技术比较简单，一般要求练习者坐在一个安静、隔音的环境之中，闭起双目，平缓地呼吸，集中注意一个单调的声音、意念，或做一些单调刻板动作，保持一种随和的态度，寻找超然的感觉。一般每天两次，每次训练20分钟。

静默的适用范围：①减轻心理生理性障碍；②调整睡眠模式；③提高放松能力；④减轻紧张和焦虑；⑤减轻习惯性恐惧反应；⑥增强自信心；⑦减轻躯体疼痛；⑧增加内省能力。

4. 放松疗法的注意事项

(1) 指导者要做好示范，减轻患者的羞涩感，为患者提供模仿对象。

(2) 指导者的语言要通俗易懂，根据具体情况控制训练的进程，重复某些放松环节。

(3) 为了使患者体验身体放松时的感受，治疗者可以提示患者"注意放松状态的沉重、温暖和轻松的感觉"，"注意肌肉放松时与收缩的感觉差异"等强化其身体感受。

（4）患者每天练习1～2次，每次15分钟左右。要向患者说明，开始放松训练并不能使肌肉很快进入深度放松，需要训练几次后才会有效果，要坚持训练。

二、系统脱敏疗法

系统脱敏疗法（systematic desensitization）是一种减轻恐怖、焦虑、敏感的治疗方法，因为治疗过程中是有序而连续的故称为系统脱敏疗法。治疗的基本思想是：一个可引起微弱焦虑的刺激，由于向正处于全身松弛状态下的患者暴露，因而逐渐失去了其引起焦虑的作用。

（一）适用范围

系统脱敏疗法适用于由容貌因素引起的某些恐惧症、强迫症、焦虑症等。

（二）方法与技术

系统脱敏治疗过程由三个部分组成：放松训练、建立恐惧或焦虑的等级层次表、按等级层次进行想象或实地脱敏。系统脱敏疗法的步骤：

1. 放松训练　指导患者学习肌肉放松训练。每天1～2次，每次15分钟，达到全身肌肉能够迅速进入松弛状态。

2. 建立并制定恐惧或焦虑的等级表

（1）找出使患者感到恐惧或焦虑的所有情景刺激事件，与患者讨论感到恐惧或焦虑的主观体验的程度，用这种主观感受为尺度进行等级划分。这种等级为0～100，一般可分为10个等级。如0表示心情平静；25表示轻度恐惧；50表示中度恐惧；75表示高度恐惧；100表示极度恐惧。

（2）将患者的恐惧或焦虑事件按等级程度由小到大的顺序排列制定等级表。用下面这个案例来说明等级表的制定。

【案例】小丽因相貌丑陋从小就被姐姐和外人嘲笑，心里一直有个挥之不去的结，“因为长得丑，别人都不喜欢我”。在学校看到同学之间有说有笑心里既羡慕又嫉妒，内心感觉更加孤独和自卑。进入高中后，这种矛盾更加突出，怕被别人嘲笑，更加不愿意和外人接触，内心非常痛苦。上大学后不久，喜欢上了班级的一个男生，暗恋很长时间，这种情感越来越强烈，可是有一天从同学的谈话中听到，自己被这个男同学说成是全班最丑陋的女生。这事给了她很大的打击，使她更加自惭形秽，甚至不敢和男生接触，面对别人为她介绍的男朋友，不敢抬头，出现脸红、出汗、语无伦次等表现。她非常希望像别人一样有朋友，与男生谈恋爱，结婚生子，过正常人的生活。

为小丽的异性社交恐惧症设定的等级表（表9-1）。

3. 按等级层次进行分级脱敏治疗　治疗者按照事先设定的等级顺序从轻到重进行语言描述，并要求患者清楚地想象或接触此情景，同时自我放松。让患者的注意保持在这一想象和接触的情景中30秒钟左右或做两次深呼吸。每一等级完成后，稍事休息，让患者谈谈体会和感受，对患者产生的积极感受及时给予鼓励和强化，当患者对某一情景不再出现负性情绪或负性情绪程度大大减低后，可以进行下一个等级的脱敏治疗，直至按要求通过所有情景的脱敏治疗。

4. 实施治疗的要求。

（1）在按等级进行脱敏治疗时，一般忍耐1小时左右视为有效。实在无法忍耐而出现强烈恐惧时，用放松疗法对抗。

表 9-1　小丽的异性社交恐惧等级表

1. 在家与父亲谈话	10
2. 接触异性长辈	20
3. 接触年幼的异性	30
4. 远距离的观察男生的活动	40
5. 给同班男同学打电话	50
6. 与同班男同学打招呼	60
7. 与男老师打招呼	70
8. 在教室里与男同学面对面交流	80
9. 在校园的路上与不很熟悉的男生打招呼	90
10. 在公共场合与陌生的男生交流	100

(2) 一般每次训练不超过 3 个等级,如果在某一等级训练中仍出现较强的情绪反应,则应降一等级重新训练,直至完全适应。

(3) 可视患者的情况确定每周治疗次数,一般每周治疗 1～2 次,每次 30 分钟左右。直到身处最高级的恐惧情景中,也不出现惊恐反应或反应轻微而能忍耐为止。

三、厌恶疗法

厌恶疗法(aversion therapy)是根据操作条件反射中的惩罚原理,在某一不良行为出现之后,马上给予直接或间接的不愉快的刺激,把令人厌恶的刺激,如电击、催吐、语言责备、想象等,与患者的不良行为相结合,形成一种新的条件反射,对抗其不良行为,达到抑制或消除不良行为的目的。适用范围是消除不良行为习惯。如咬指甲、拔毛癖、强迫行为、酒精及药物依赖等。

例如,在临床上使用厌恶疗法帮助酗酒者戒酒。先让嗜酒者服酒石酸锑钾,或注射阿朴吗啡、依米丁,在即将出现恶心时,让嗜酒者饮酒。每天一次,重复 7～10 次,直到嗜酒者不使用药物而单纯饮酒也出现恶心,对酒产生厌恶情绪为止。

使用时要注意:此法在使用时,会给患者带来不愉快的,甚至是痛苦的体验,所以治疗时不做首选,使用时一定要向患者解释清楚,征得患者同意和配合。随着不良行为的逐渐消退,要不断强化健康行为的形成,最好由患者主动掌握这一疗法的要领,自觉接受厌恶刺激惩罚。

四、满灌疗法

满灌疗法(flooding)又称冲击疗法。这种方法是鼓励患者直接接触引起恐惧焦虑的情景,坚持到极度紧张收缩感消失的一种快速行为治疗方法。快速向患者暴露使其产生极度恐惧的事物,并坚持到患者对此刺激习以为常为止。

方法与技术

1. 确立主要治疗目标　要准确无误地找出引起患者恐惧焦虑的事物或场景,确定治疗的方向。

2. 治疗时需要求助者和家属高度配合并签订治疗协议　向患者及家属讲明治疗的意

义、目的、方法和注意事项，树立治愈的信心和决心，要求患者和家属高度配合，并且签订协议。

3. 方法的实施　该疗法不需要进行放松训练，而是一下子呈现最强烈的恐怖、焦虑刺激(冲击)或者是一下子呈现大量的恐怖、焦虑刺激，以迅速纠正或消除这种刺激引发的恐怖、焦虑反应。满灌疗法可在现实情景中进行，也可采取想象或模拟方式(如录像、幻灯片等)进行。在治疗过程中不允许患者采取堵耳朵、闭眼睛、哭喊等逃避措施，当然事先要告诉患者：有医生在旁其安全是绝对有保障的。在这种情况下患者即使出现心跳加快、呼吸困难、面色苍白等症状，但由于患者最恐怖、最焦虑的可怕后果并没发生，恐怖、焦虑反应也就会减弱或消退。该疗法对患者身心冲击较大，故需谨慎使用，要充分考虑患者的承受能力和坚持性。在做该治疗前应向患者介绍这种治疗的原理和过程，患者和家属同意后在治疗协议上签字，还需进行必要的体检及实验室检查，如心电图、脑电图等。对患有严重心血管疾病、中枢神经系统疾病、严重的呼吸系统疾病、哮喘、内分泌疾病、溃疡病的来访者慎用或不宜使用；此外，老人、儿童、孕妇及各种原因导致的身体虚弱的人也不适宜采用冲击疗法。

4. 适应证　适用于容貌形体等原因引发的恐惧症、焦虑症、强迫症等。

五、行为塑造法

行为塑造法(shaping)是依据斯金纳的操作条件反射理论设计的训练和养成新行为模式的治疗技术。是将目标行为或靶行为划分为小步幅，通过训练连续接近预期行为的方法。这个方法适用于恐惧症等神经症、厌食症、贪食症等。

(一) 行为塑造法实施步骤

1. 确定目标行为或靶行为　要求治疗者与患者一起确定最终要达到的目标，而后选好为实现此最终目标所需要塑造的靶行为。

2. 选择适当的强化物　此外，还需要确定达到每一个子目标的有效强化物或奖励。

3. 选择合适的起点行为　选好塑造的起点并逐渐逼近最终目标。

4. 科学设定塑造序列　按顺序，步骤要小，循序渐进。应采取的步骤与每一步骤的子目标。

5. 巩固塑造成果　过度训练50%。

【案例】一位29岁的工人，身高1.58米，体重96kg，因肥胖造成身体多病，产生了强烈的减肥愿望。要使体重恢复到正常，她必须改变不健康的生活方式，培养健康的生活方式。这时可以使用“行为塑造法”帮助她实现减肥的愿望。

(二) 方法的实施

1. 此案例的目标是恢复正常体重，达到此目标的最可行的手段是降低进食量和增大体力活动量，因此进食和体力活动是要加以改变和塑造的靶行为。

2. 将患者目前的日平均进食量和体力活动量作为起点，设计减肥步骤。

3. 选择强化物。开始将她每天的食入量和运动量作为是否给予强化的依据。

例如：凡是食入量比前一天减少一定的量，活动量比前一天大，就给予表扬或奖励，否则不予强化。随着行为塑造过程的继续，逐渐提高奖励或表扬的行为标准。到后几个步骤，强化的标准应逐渐变为实际的体重减少量。比如说，凡体重较前一周减少500g便可得到1张游泳票，减少量达1000g得到1次游园机会等。

这样，通过系统地强化患者附和要求的行为、撤除不附和要求的行为，患者就能逐渐地学会健康的行为方式，恢复正常体重的目标就能够实现。

第三节　精神分析疗法

一、自由联想

精神分析一般是从自由联想开始的。自由联想是弗洛伊德1895年提出的。他认为浮现在脑海中的任何东西都是有原因的，借此可以挖掘出潜意识中的症结。自由联想是让患者集中注意于头脑中“流出”的任何念头、意象或思想，自由诉说心中想到的任何东西，鼓励患者回忆童年时期所遭受的精神创伤。通过自由联想，患者潜意识的大门不知不觉地打开了，潜意识的心理冲突可以被带入到意识领域，治疗者就可以从中找出患者潜意识中的矛盾冲突，并通过治疗者的分析促进患者领悟心理的“症结”，从而达到治疗的目的。自由联想贯穿于精神分析治疗的全过程。

二、梦的分析

弗洛伊德在《梦的解析》中提出“梦乃是做梦者潜意识冲突欲望的象征，做梦的人为了避免被人察觉，所以用象征性的方式以避免焦虑的产生”，“分析者对梦的内容加以分析，以期发现这些象征的真谛”。所以发掘潜意识中心理分析的另一种技术就是在会谈中分析患者的梦，加以自由联想，使治疗者理解梦的外显内容和潜在内容。

三、阻抗

弗洛伊德发现患者的自由联想并不“自由”，总是有意无意地回避一些敏感话题，使治疗重心发生偏移，他把这种现象称为“阻抗”。阻抗是自由联想过程中患者在谈到某些关键问题时所表现出来的自由联想困难。其表现多种多样，如正在叙述过程中突然沉默，或转移话题等。

阻抗有些是有意识的，有些是潜意识的。有意识的阻抗产生原因有三，一是怕治疗者对自己产生坏印象；二是担心自己说错话，三是对治疗者不够信任。潜意识阻抗是自我阻止潜意识内容暴露的一种自动倾向。阻抗的表现是意识的，但根源却是潜意识中本能地有阻止被压抑的心理冲突重新进入意识的倾向。当患者出现阻抗时，往往正是患者心理症结所在。因此，治疗者的任务就是不断辨认并帮助患者克服各种形式的阻抗，将压抑在潜意识的情感发泄出来。

四、移情

患者将自己对父母或对过去生活环境中重要人物的情感、态度和属性转移到治疗者身上，并相应地对治疗者作出反应的过程称为移情。对移情的了解和解决是所有精神分析疗法的基本成分。

移情分正移情和负移情。正移情是患者对治疗者的依恋；负移情是指敌意的拒绝、被动的抵抗或屈从。弗洛伊德将这两种移情都看作是对治疗的抵抗。后来人们又提出了反移情的概念，指治疗师将自己的潜意识情感投向患者。

五、解释

解释是精神分析中最常使用的技术之一。精神分析的实质就是解释，就是为患者的感受和行为提供真实的解释。解释的目的是让患者正视其回避的和还没有意识到的问题，使潜意识中的内容提升到意识层面。解释是逐步深入的。根据会谈的内容，用患者说过的话做依据，用患者能理解的语言告诉他，他的心理症结是什么。解释的深度随着会谈和对患者心理全面了解而逐步深入，而患者也通过会谈在意识中逐渐培养自己对周围环境成熟的心理反应和态度。

第四节　集体心理治疗

集体心理治疗是在团体中提供心理帮助的一种心理治疗形式。通过团体内人际交互作用，促使患者在互动中通过观察、学习、体验，认识自我、探讨自我、接纳自我，调整和改善与他人的关系，学习新的态度与行为方式，以发展良好的生活适应过程。集体心理治疗的操作方法及程序：

1. 形式　由 1～2 名组长主持，通过共同商讨、训练、引导，解决小组成员中共有的或相似的心理问题。小组人数 3～12 人，活动几次或十余次。每周 1～2 次，每次时间 1.5～2 小时。

2. 治疗目标　①一般目标：减轻症状、培养与他人相处及合作的能力、加深自我了解、提高自信心，加强集体的归属感和凝聚力等；②特定目标：每个治疗小组要达到的具体目标；③每次活动目标：相识、增加信任、自我认识、提供信息、解决问题等。

3. 治疗过程　小组经历起始、过渡、成熟、终结的发展过程。在小组的互动中会出现一些独特的治疗因素，会产生积极的影响机制。

4. 组长职责　注意调动小组成员参与的积极性；适度参与并引导；提供恰当的解释；创造融洽的气氛。

5. 具体程序　确定小组的性质；确定小组的规模；确定小组的活动时间及场所；招募小组成员；协助小组成员投入集体；促进集体互动。

6. 注意事项　集体心理治疗有局限性，具体表现为：个人深层次的问题不易暴露；个体差异难以照顾周全；有的组员可能会受到伤害；小组中可能会不安全；不称职的组长会给组员带来负面影响。所以，集体心理治疗不适合于所有的人。

第五节　认 知 疗 法

认知疗法(cognitive therapy)建立于 20 个世纪 60～70 年代的美国。认知疗法是根据认知过程影响情感和行为的理论假设，通过认知和行为技术来改变患者不良认知的一类心理治疗方法的总称。所谓不良认知是指歪曲的、不合理的、消极的信念或思想，往往导致情绪障碍和非适应行为。认知治疗的基本观点是：认知过程是行为和情感的中介，适应不良行为和情感与适应不良性认知有关。治疗者的任务就是与患者共同找出这些适应不良性认知，并提供“学习”或训练的方法去矫正这些认知，或者用“新”的认知方式来取代，使患者的认知更接近现实和实际，随着不良认知的矫正，患者的情绪或行为表现亦随之改变，社会适应能力增强。认知疗法主要包括艾利斯合理情绪疗法，贝克认知疗法等。本节简要介绍合理情绪疗法。

一、合理情绪疗法的理论

合理情绪疗法(rational emotive therapy, RET)是20世纪50年代由艾利斯(Albert Ellis)在美国创立，他认为人的情绪不是由某一诱发性事件的本身所引起，而是由经历了这一事件的人对这一事件的解释和评价所引起的。这就成了ABC理论的基本观点。

在ABC理论框架中，ABCDE的含义：

A——是指诱发性事件，引起不良情绪的事件、想法。

B——伴随该事件产生的不合理信念、想法，即患者对这一事件的看法、解释和评价。

C——是指相应情景下，个体的情绪及行为的结果。

D——通过治疗改变不合理信念和想法，代表治疗，即与不合理信念辩论和反驳。

E——信念改变后产生的结果，即患者的认知偏差得到纠正，其情绪和行为困扰就会在很大程度上得到解除或减轻。

二、不合理信念的种类

1. 对自己的不合理信念　具有不合理信念的人，经常对自己提出不合理的要求。如我必须把这件事情做好，得到领导和周围人的赞赏，否则我就是一个无能的人。一般情况下，理性的人认为应该做好自己该做的事情，而不是追求十全十美或与别人比较，只是把别人的评价当参考，而不会完全按照别人的评价去生活和工作；他们会接受自己的一切，做一个完整的人，而不是做一个完美的人。

2. 对他人的不合理信念　具有不合理信念的人认为，人们必须善意地对待我、体谅我，用我所希望的方式对待我。实际上，在社会生活中，任何人都没有权力对他人提出绝对的要求，要求别人完全按自己的意愿行事。

3. 对周围环境及事物的不合理信念　具有不合理信念的人认为，我所处的环境与条件必须安排得很好，以便我能舒服地、随心所欲地得到我想要的东西。理性的人会尝试改变或改善自己的环境，如果被证明是不可能的，就努力学会接受和适应现实环境。

三、不合理信念的特征

1. 要求的绝对化　即某一事件必定会发生或必定不会发生的信念。比如，“我必须获得成功”，“别人必须很好地对待我”，“生活就应该是很容易的”等。

合理情绪疗法就是要帮助患者改变这种极端的思维方式，认识其绝对化要求的不合理、不现实之处，帮助他们学会以合理的方法去看待自己和周围的人与事，减少他们陷入情绪障碍的可能性。

2. 过分概括化　这是一种以偏概全、以一概十的不合理思维方式的表现。艾利斯曾说过，过分概括化是不合逻辑的，就好像以一本书的封面来判定其内容的好坏一样。过分概括化的一个方面是人们对其自身的不合理的评价。如面对失败时，往往会认为自己“一无是处”、“一钱不值”、是“废物”等。

3. 糟糕至极　害怕发生的事件一旦发生了，认为将十分可怕，简直是天塌下来了。如官场失意、生意失利、美容手术失败等，对一般人而言是不幸的，但对于一个持有不合理信念的人来说就是灭顶之灾。当一个人沿着这条思路想下去，认为遇到了百分之百的糟糕的事或比百分之百还糟糕的事情时，他就是把自己引向了极端的、负性的不良情绪状态之中难以自拔。

四、合理情绪疗法的治疗技术

治疗的基本步骤：第一步，是向患者介绍ABC理论。根据来访者提供的引起情绪困扰的原因，指出其思维方式、信念的不合理性，讲清楚其不合理信念与其情绪困扰之间的关系。第二步，指出求助者情绪困扰延续至今的原因是由于自身所存在的不合理信念所致，自己应当负责任。第三步，通过与不合理信念辩论的方法，帮助求助者认清其信念的不合理，进而放弃这些不合理的信念。第四步，帮助他们学会以合理的思维方式代替不合理的思维方式，以避免重新产生不合理的信念。

例如，一位年轻的女教师不满意自己的单眼皮，在放寒假时做了重睑手术，手术非常成功。开学时偶然一次听办公室的同事议论某明星整容后才变漂亮的，然后大家对那位明星的照片指指点点嘲笑一番，她认为大家是在借这位明星嘲笑自己，又因怕被学生嘲笑，不敢进教室上课。为此情绪低落，感到烦恼、忧愁、担心、孤独不能自拔，迫切希望改善自己的心境状况。治疗者让她就此事件作出ABCDE自我分析：

A事件(诱因)——做了重睑手术，被别人笑话。

B信念——发生了可怕的事情，我没有慎重考虑这件事，做了重睑手术，还不如就原来的样子了，现在别人都在笑话我，学生也不会接受我，同事和领导一定都会瞧不起我，我完蛋了。

C结果——烦恼、自责、懊悔、糟糕透了；行为后果：别人一定会瞧不起我，我不好意思见人，不愿意出门，不敢给学生上课了。

D辩论——爱美有什么不好？爱美之心，人皆有之，我不过是做个重睑手术，没有什么过错，重睑手术使我变得更漂亮了，自己也变得有信心了；同事们并没有说我做得不对呀，这完全是自己多心了；学生也没有作出什么强烈的表现嘛。

E效果——认知效果：既然美没有错，我害怕什么，别人说那么几句话我就害怕了，没有道理嘛。我应该挺起腰板，让大家看到我变得漂亮了，更有精神了，学生也会更喜欢我的，大家会接受我的。

通过进一步辩论，使患者改变原有的不合理信念，并代之以合理的信念，从而使症状得以缓解和消除。

第六节　心理支持疗法

一、概述

心理支持疗法，也称支持疗法，支持性心理治疗是心理治疗中最基本的方法之一，它是指治疗者在心理治疗过程中提供的支持构成了心理治疗的主要内容。其适应证范围较广，各种心理疾病和躯体疾病都常以支持治疗作为治疗的基础。

二、治疗技术

1. 耐心倾听　治疗者一定要善于倾听患者的诉说，这不仅是了解患者情况的需要，也是建立良好医患关系的需要。在倾听的过程中不仅可以进一步了解和掌握患者存在的心理问题和心理障碍，患者还可以宣泄负性情绪，释放内心的痛苦体验，由此感受到康复治疗师的真诚关心和理解，拉近心理距离。在倾听过程中不要随便打断患者谈话，还要通过非语言方式如目光、表情、动作等身体语言给予鼓励，并表示同情和理解。

2. 解释指导　治疗者在治疗中，要采用通俗易懂、深入浅出的方法，讲清问题的性质及要求，千万不能用过多的专业术语进行解释，这样会使患者难以理解，无法接受。给予患者的指导意见也要简明扼要，便于参照执行。解释之所以能起支持作用，就在于能消除患者因对疾病无知而带来的心理压力。

3. 鼓励保证　针对消极悲观、缺乏自信的患者，鼓励他们振作精神，鼓起勇气，提高应付危机的信心。保证是治疗者以充分的事实为依据，用坚定的语调来表达，经常针对多疑和情绪紧张的神经症患者。主要是在患者情绪低落、悲观失望、缺乏自信心、有较强自卑感时进行。鼓励需要长期进行，如能结合生活中的实际问题和情景效果会更好。鼓励一定要针对患者的具体情况，不要鼓励患者去做他实际上办不到的事，这样会起相反的作用。

4. 语言暗示　治疗者的权威性、知识和治疗者地位是暗示的重要条件。成功的暗示可减轻患者的症状，注意不要留下任何有意而为的痕迹，从顾全患者的自尊心考虑，要使他明白自己是有能力解决自己的问题的。

5. 改善环境　环境指的是患者的社会环境，主要是人际关系。改善患者的环境就是改善不利于患者心理问题解决的生活环境，加强其人际沟通，帮助患者除去人际关系中的不利因素，如指责、吵架、过多关心某些症状等，帮助患者增添某些新的有利因素，如多聊天、家属关心等。

支持性心理治疗的方法是灵活多样的，没有固定的模式。无论用什么方式给患者以支持，最根本的是了解，了解本身对患者就是一种有力的支持。

第七节　催眠疗法

催眠疗法是应用催眠术使人进入催眠状态，并以暗示进行治疗的一种方法。催眠是指催眠者应用某种方法，使个体进入一种特殊的意识状态，称为催眠状态。暗示是指个体不加批判地接受他人的观念、语言、情感或动作，从而导致自己的知觉、思维、观念、情感、行为等发生改变的心理现象。催眠的本质至今未被完全揭示，主要理论有：心理生理理论、精神分析理论、社会文化理论等等。现代生理学认为，催眠是以中枢神经系统的变化为主，其表现是某些中枢的兴奋和另一些中枢的抑制，催眠与睡眠密切相关，是睡眠过程的某一环节，这个环节在正常时可能瞬现即逝，而在催眠的条件下可停留较长时间。

一、催眠疗法概述

（一）催眠疗法的主要理论

催眠的主要理论：

1. 部分退化理论　催眠使受试者思维退化至某种较幼稚的阶段，失去了正常清醒时所具有的控制，落入了较原始的思维方式，因而凭冲动行事并进行幻想与幻觉的制作。

2. 角色扮演理论　是由萨宾(Sarbin R)提出并详细阐述的，他认为，每一个人在自己的一生中都扮演一定的角色，以适应不同的社会环境，催眠也不过是一种社会环境。患者在治疗者的诱导下，过度合作地扮演了另外一个角色。患者对角色的期望和情景因素，使他们以高度合作的态度作出了某些动作。但很多学者坚持催眠是意识的另一种状态，而不是角色扮演，因为即使最合作的受试者也不会同意在不注射麻醉药的情况下进行手术。

3. 意识分离理论　希尔加德(Hilgard)根据实验观察，认为催眠将受试者的心理过程分离为两个或两个以上同时进行的分流。第一个分流是受试者所经历的意识活动，性质可能是扭曲的；第二个分流是受试者难于察觉、被掩蔽的意识活动，但其性质是比较真实的，希尔加德称之为“隐蔽观察者”。意识分离是生活中一种经常出现的正常体验，例如，学生集中注意力听课时，对教室里的其他状况多不能回忆，就是由于当时意识明显地分离为听课、思考两部分了。

（二）催眠方法的分类

1. 催眠根据是否使用媒介可分为直接法和间接法。

(1) 直接法：也称自然疗法，就是通过简短的言语或轻柔的抚摸，使对方进入类似睡眠的状态。

(2) 间接法：借助于有光亮的小物体或单调低沉的声源，让患者凝视、倾听，或以“催眠物”接触头或四肢，而治疗者则在一旁反复暗示患者进入催眠状态。

2. 按催眠的对象可分为集体催眠、个别催眠和自我催眠。

(1) 集体催眠：就是让病情相似、年龄相近的几个或 10 多人一起进行催眠，其优点是既可同时治疗多人，又可消除患者的孤单感和恐惧感。

(2) 个别催眠：是治疗者面对单个患者进行的催眠。

(3) 自我催眠：是指在催眠师的指导下，由患者对自己进行催眠。

3. 按催眠状态的深浅度可分三级，即浅度催眠、中度催眠、深度催眠。

(1) 浅度催眠：患者处于舒适的肌肉松弛状态，不愿意动，也没有力气睁开眼睛，呼吸深而慢，仍保持着随意运动。暗示：“你的手没劲了，动不了啦，你试试看”。受试者欲睁眼而不能，想举手举不起。标志受试者已进入催眠状态。在催眠解除后，能记得催眠中所发生的一切事情。

(2) 中度催眠：患者瞌睡加强，对外界没有知觉，随意运动消失，四肢僵直难屈。不断地注意自己的心跳以及呼吸。暗示“你现在很安静……睡得很好……全身很舒服……全身越来越轻松……你的左手轻得往上飘……越飘越高……越飘越有劲……左胳膊越来越有劲”。当受试者缓缓抬起左手，施术者弯曲左臂，感到有抗力，这是中度催眠的标志。催眠解除后，只保留部分记忆，而大部分遗忘了。

(3) 深度催眠:患者除了对施术者说话的声音之外,其他什么也听不见。痛觉减退,对针刺不起反应,可施行外科手术。四肢变得僵硬或者柔软无力,注意力高度集中,可暗示性提高,可能发生感官的幻觉,此时对外界没有知觉。暗示"你全身越来越轻松……双腿轻得能自己走动"。若受试者缓慢站立并行走,是深催眠即梦行的标志。催眠解除后,对催眠过程中的事全部不能回忆。

二、方法与技术

催眠疗法的具体操作大致可分为五个步骤。

(一) 说明与测试

了解患者的动机与需求,要向患者说明催眠的性质和要求,把治疗的目的和步骤讲清楚,解除其不合理的期待,以取得患者的同意和充分合作。其次,要测试患者的受暗示性高低。受暗示性低的人,一般不宜进行催眠治疗。下面介绍三种测试受暗示性高低的方法。

1. 测平衡功能　让患者面墙站立,双目微闭,平静呼吸两三分钟后,治疗者用低沉语调缓慢地说:"你是否开始感到有些前后左右摇晃,你要集中注意力,尽力体验你的感觉,是否有点前后或左右摇晃。"停顿 30 秒,重复问 3 次后,要求患者回答或观察患者,如未感到摇晃者受暗示性低,感到摇晃越明显其受暗示性就越高。

2. 手掌吸引　测验时,受试者伸出双手,掌心相对,两手距离 20～30cm。然后,治疗者令患者想象双手受到某种力量的牵拉,正在向一起靠拢。也可以让其想象两手各拿一块磁铁,磁力将两手掌吸引到一起。两手掌吸得越近其受暗示性越高。

3. 上肢悬浮　患者将两上肢平伸于前方。治疗者令其想象有一只手变得越来越轻。治疗者可以说一块磁石吸引所致。如果患者的受暗示性高,那么过了一会儿后,想象变轻了的那只手必定比另一只手高出许多。

(二) 诱导阶段

患者在接受暗示性测验后即可进行催眠。催眠要在安静、昏暗的房间内进行,治疗者最好有助手在场,尤其是对异性催眠时。患者舒适地坐下或躺下,安静、放松数分钟,然后进行催眠。治疗者运用语言引导,让患者进入催眠状态。常用的诱导技巧有渐进放松法、眼睛凝视法、听觉刺激法、想象引导、数数法等方法。催眠诱导语要语音平抑,语意单调,语句重复。下面介绍几种常用诱导方法:

1. 凝视法　是让患者聚精会神地凝视眼前的某一物体,数分钟后,治疗者便用单调的暗示性语言开始进行暗示。"你的眼睛开始疲倦了……你已睁不开眼了,闭上眼吧……你的手、腿也开始放松了……全身都已放松了,眼皮发沉,头脑也开始模糊了……你要睡了……睡吧……。"如患者暗示性高,则很快进入催眠状态。如果患者的眼睛未闭合,应重新暗示,并把凝视物接近患者的眼睛以加强暗示,使眼皮变得沉重。

2. 听觉刺激法　催眠时,让患者闭目放松,注意倾听节拍器的单调声或水滴声,几分钟后,再给予言语暗示,同时还可以加上数数,如:"一,一股舒服的暖流流遍你全身……,二,你的头脑模糊了……,三,你越来越困倦了……,四,……,五,……"。

3. 皮肤感觉刺激法　治疗者在患者面前把手洗净、擦干和烤热,然后嘱患者闭目放松,用手略微接触患者皮肤表面,从额部、两颊到双手,按同一方向反复地、缓慢地、均匀地慢慢移动，同时配合言语暗示。有时也可不用言语暗示，仅用诱导按摩。也可以通过双手的移动而引起温热空气波动，给皮肤感到温热而达到诱导性催眠按摩的目的。

4. 言语诱导法　如“请把眼睛闭起来！希望你专心仔细听我所说的话，心里不去想其他任何事情。眼睛闭起来！……眼睛闭起来！希望你觉得很舒适，轻松，保持内心清静。除了我的话以外，什么都别想。……闭起眼睛来！舒舒服服的闭着眼睛，保持内心清静，除了我的话以外，什么都别想。……你觉得双臂、双脚都很重吧，放松双臂，放松双脚，放松，放松全身。……放松两腿肌肉，放松手臂肌肉，全身放松；仿佛你已回到冥冥之中，回到冥冥之中。你在冥冥之中，你会觉得更加放松，更加舒服。……你更加放松……更加舒服。……你现在只能听到我的声音，只听到我的声音……只听到我的声音。要保持内心清静，要保持内心清静。全神贯注，只听到我的声音。现在你会觉得很舒服，全身很松弛。你开始想睡了，……开始想睡了……很想睡了……非常想睡……保持内心清静……只听到我的声音。你觉得全身放松，全身舒适。有规则地深呼吸……有规则地深呼吸……深深地呼吸，……放松全身……只听见我的声音，保持内心平静。你已开始入睡，……开始入睡……保持内心清静……你已入睡……你已入睡……你已睡着了……深深地睡着了”。

引导催眠的时间短的约 3～5 分钟，一般为 10 多分钟。半小时仍不能入眠者，停止催眠。有的人可在多次诱导后进入催眠状态。

（三）深化阶段

引导患者从浅度催眠状态进入深度催眠状态，常用的深化技巧有手臂下降法、数数法、下楼梯法、搭电梯法、过隧道法等等，除了这些常用技巧，这个阶段常常可以随机应变。继续加深催眠状态，继续前面的言语诱导。

“……深深地睡着了。舒舒服服地睡吧！……深深地，舒舒服服地睡吧！……你睡得更深，更舒服，……你睡得更深，更舒服；更深，……更舒服；……更深，更舒服；你深深地睡着，保持内心清静，你睡得更深，更舒服；……你睡得更深，更舒服。睡着……睡着……睡着……全身舒舒服服地睡着，……睡着……睡着……睡着。你睡得很舒服……睡着。……当我从一数到十的时候，你会睡得更深，……如今睡得更深。当我从一数到十的时候，你会睡得更深……更深……更深……更深……更深……睡得更深……更深……更深……更深。我从一数到十的时候，你会睡得更深……更深……更深……更深”。

（四）治疗阶段

根据患者的需求治疗，运用催眠暗示或者输入正面的指令帮助患者的潜意识启动心灵的正面动机，解除心理制约，达到治疗效果。当患者进入催眠状态，便可进行治疗。治疗毕，对患者说：“你的问题已经解决了……安静睡吧，睡吧。”让患者安静数分钟后，再解除催眠。

（五）解除催眠

让患者从催眠状态回到日常的意识状态，保证他对整个治疗过程有清楚的记忆，及时给予催眠后暗示，帮助他在结束催眠后，仍然感觉很好，强化疗效，一般以数数法为主。

（接前继续）“现在治疗好了……你该醒来了……你会随着我数的数越大……头脑越清醒……数到 9 你会完全醒来。”治疗者便缓慢数数，1、2、3……并对患者说：“你现在越来越清醒了，当我数到 9 时请你睁开眼睛，你会感到眼前明亮，心情愉快。”这时患者身体开始活动，睁开眼睛。

催眠治疗的疗程一般是1～5次，隔日或3日1次，3次后每周1次，最多不超过10次，每次40分钟左右，治疗后还要加紧个别心理治疗，以消除病因。

三、催眠状态下的心理反应

1. 主动反应减低　患者一进入催眠状态，虽然在意识层面并未进入睡境，仍然保有意识，但意识活动的主动性却大大减低，他不主动表现任何活动，他倾向于接受催眠师指示去表现活动。违背道德规范的活动另当别论。

2. 注意范围变得狭窄　催眠状态的患者知觉意识虽然存在，但在注意的范围上却趋于狭窄。周围环境中的刺激不能引起注意，只专注在催眠师的言语上。如果催眠师要求患者只注意他的指示，患者就会只听见催眠师的声音，周围其他声音渐远。

3. 记忆还原和经验失忆　患者在清醒状态下，对某些陈年旧事不复记忆。但进入催眠状态后，问及陈年旧事，患者会说得很清楚。例如，在治疗者的诱导下，想起童年的经验之外，也可能在行为上也表现出儿童的特点。

4. 产生错觉和幻觉　错觉是在人们清醒的意识状态下得到的直觉经验。在催眠状态下的直觉扭曲，比错觉更为明显。除了错觉之外，还会产生幻觉现象。

例如，患者在催眠状态下，有时可以听到声音和看到形象，依照指导语将电视机看成方纸盒等。

5. 受暗示性提高　治疗者向患者表达的意见，能够无任何阻碍地接受并实践。一般情况下，患者一旦进入催眠状态，暗示接受性即大为增高，幻觉与错觉现象，就是在治疗者的暗示下产生的。

催眠治疗时的注意事项：催眠治疗是一项严肃的工作，切不可视为儿戏，任意滥用。只有经过专门训练的治疗者，在患者自愿配合的情况下方可使用。催眠疗法的不足：一是并非任何患者都能成功地接受催眠治疗；二是疗效往往不容易巩固。

第八节　家 庭 治 疗

家庭治疗（family therapy）是以家庭作为干预单位，通过会谈、行为作业及其他非言语技术消除心理问题，促进个体和家庭系统功能的一类心理治疗方法。家庭治疗主要用于核心家庭之中，符合以下情况都可进行家庭治疗：①家庭成员之间有冲突，经过其他治疗无效；②问题在家庭某个成员身上表现出来，但反映家庭系统有问题；③在个别心理治疗中不能处理的个人的冲突；④家庭对于患病成员忽视或过分焦虑；⑤家庭对个别心理治疗起到阻碍作用；⑥家庭成员必须参与某个患者的治疗；⑦个别心理治疗没有达到预期在家庭中应有的效果；⑧家庭中某个成员与他人交往有问题；⑨家庭中有一个反复复发、慢性化的精神疾病患者。一般治疗程序：

1. 收集家庭资料、了解家庭背景　如评估家庭动力学特征，了解家庭交互作用模式；家庭社会文化背景；家庭代际结构；家庭对问题起到的作用；家庭解决当前问题的方法和技术；绘制家谱图。

2. 确立治疗目标　打破现有不适当的、使问题或症状维持的动态平衡，建立良好的反馈联系，使症状逐渐消除；重建家庭结构系统，消除家庭中回避冲突的惯常模式，引入良好的应对方式，改善代际关系家庭成员间的相互交流；给家庭提供新的思路和选择，发掘和扩展家庭的内在资源。

3. 治疗时间　治疗师每隔一段时间与家庭中的成员一起座谈，每次1～2小时。两次座谈中间的间隔时间开始较短，一般4～6天，以后可逐步延长至1个月或数个月。总访谈次数在6～12次。

（李丽华）

10 第十章 人格障碍与美容心理

在美容医学实践中，经常出现医疗纠纷甚至是法律纠纷，表面上看这些纠纷是由美容医疗中出现的一些意外或这样那样的问题所引起，除去医疗本身的原因，在很多时候真正的原因是求美者的人格障碍所致。人格障碍是影响整形美容外科受术者手术满意度的主要因素，合并人格障碍的受术者对整形美容外科手术满意度多有不同程度的降低。所以，美容医学中的复杂性常常来自于求美者复杂的心理状态和人格特征。因此，美容医疗工作者了解求美者的人格特征、人格障碍及其应对策略，对提高医疗质量，预防和处理医疗纠纷有着十分重要的意义。

第一节 人格障碍概述

一、人格障碍概念及诊断

人格障碍(personality disorder)是指人格特征明显偏离正常，使患者形成了一贯的反映个人生活风格和人际关系的异常行为模式。这种模式显著偏离特定的文化背景和一般认知方式(尤其在待人接物方面)，明显影响其社会功能与职业功能，造成对社会环境的适应不良，患者为此感到痛苦，并已具有临床意义。人格障碍通常开始于童年期或青少年期，并长期持续发展至成年或终生。人格障碍的诊断须满足以下条件：

1. 个人的内心体验与行为特征(不限于精神障碍发作期)在整体上与其文化所期望和所接受的范围明显偏离，这种偏离是广泛、稳定和长期的，并至少有下列1项：

(1) 认知(感知，及解释人和事物，由此形成对自我及他人的态度和形象的方式)的异常偏离；

(2) 情感(范围、强度，及适切的情感唤起和反应)的异常偏离；

(3) 控制冲动及对满足个人需要的异常偏离；

(4) 人际关系的异常偏离。

2. 特殊行为模式的异常偏离，使患者或其他人(如家属)感到痛苦或社会适应不良。

3. 开始于童年、青少年期，现年18岁以上，至少已持续2年。

4. 人格特征的异常偏离并非躯体疾病或精神障碍的表现或后果。

二、人格障碍的临床类型及表现

1. 偏执型人格障碍　以猜疑和偏执为特点，以不信任和怀疑别人，将别人的动机解释为恶意为特征。始于成年早期，男性多于女性。忽视或不相信与其想法不符合的客观证据，因而很难以说理或事实来改变患者的想法。表现为固执、敏感多疑、过分警觉、心胸狭隘、好嫉妒；自我评价过高、体验到自己过分重要、倾向推诿客观、拒绝接受批评、对挫折和遭遇过度敏感；容易将别人的中性或友好行为误解为敌意或轻视；容易发生病理性嫉妒。

2. 分裂型人格障碍　以观念、行为和外貌装饰的奇特、情感冷漠，及人际关系明显缺陷为特点。男性略多于女性。特征是：广泛的社会隔离和在社会人际场合情绪表达受限。表现为退缩、孤独、沉默、不爱交往；情绪缺乏、冷漠、爱好不多；过分敏感、害羞、胆怯、怪癖，对表扬和批评均反应不良；缺乏亲密的知心朋友。

3. 反社会型人格障碍　以行为不符合社会规范，经常违法乱纪，对人冷酷无情为特点，男性多于女性。反社会型人格障碍表现为无视社会常规、准则、义务，行动有冲动性，微小刺激便可引起冲动，甚至暴力行为；不能接受教训，缺乏内疚感，不能从挫折和惩罚中接受教训，不能维持与他人的长久关系。儿童期即有逃学、撒谎、偷窃、打架等不良行为。

4. 冲动型人格障碍(攻击型人格障碍)　以情感暴发，伴明显行为冲动为特征，男性明显多于女性。表现为情感不稳定、易激惹、易与他人发生冲突，可因一点小事暴发强烈的愤怒情绪和攻击行为，难以自控，事前难以预测，发作后对自己的行为虽懊悔，但不能防止再发；人际关系不稳定，时好时坏，几乎没有持久的朋友；激情发作时可作出攻击行为，也可有自杀、自伤行为；在日常工作和生活中同样表现出冲动性，缺乏目的性，缺乏计划和安排。

5. 表演型(癔症型)人格障碍　以过分的感情用事或夸张言行吸引他人的注意为特点。表现为喜好表演性、戏剧性、夸张性地表达情感，但情感肤浅、易变；高度自我中心，极端情绪性，不为他人着想；渴望得到理解和评价，感到容易受到伤害；高度幻想性，往往把想象当成现实；追求刺激，不能忍受寂寞；言语、举止和行为可类似儿童，情绪不成熟。

6. 强迫型人格障碍　以过分的谨小慎微、严格要求与完美主义，及内心的不安全感为特征。表现为对任何事物都要求过严、过高，循规蹈矩，按部就班，不容改变，否则感到焦虑不安，并影响其工作效率；拘泥于小节，甚至对生活细节也要程序化；常有不安全感，反复考虑，对计划实施反复检查、核对，唯恐有疏忽或差错；主观、固执，比较专制，要求别人也要按照自己的方式办事，否则感到不快。

7. 焦虑型(回避型)人格障碍　以一贯感到紧张、提心吊胆、不安全感强，及自卑为特征。临床表现为社交抑制，自感能力不足，对负性评价敏感。总是需要被人喜欢和接纳，习惯性地夸大日常处境中的潜在危险因素，而有回避某些活动的倾向。因其过分的“稳定”和“安全”的需要，可使其生活方式受到限制。

8. 依赖型人格障碍　以过分依赖为特征，女性多见。表现为缺乏自信，不能独立活动，感到自己孤独无助和笨拙，把自己置于从属地位，一切听他人决定。如为儿童或少年，衣食住行和空闲时间的安排都要由父母做主。由于不能独立生活，允许他人对其生活的主要方面承担责任。为了获得别人的帮助，随时需要有人在身旁，每当独处时感到极大的不适。

9. 边缘型人格障碍　不稳定性是边缘型人格障碍的主要特征。以人际关系、自我形象、感情的不稳定以及显著的冲动性为特征。临床表现为：疯狂地努力以避免真正的或想象出来的被抛弃；一种不稳定的强烈的人际关系，其特点是从极端理想化到极端贬低之间变来变去；身份障碍，对自我形象或自我感觉显著的和持久的不稳定变化；至少在两个领域出现冲动性，有潜在的自我毁灭可能性，如浪费、性、药物滥用、鲁莽驾驭、狂吞滥饮；反复发生自杀行为、自杀姿态或威胁，或者自伤行为；由于显著的心境反应而情绪不稳定；长时间的空虚感；不合适的强烈愤怒，或难以控制的发怒；短暂的与应激有关的偏执观念或严重的分离性症状。

10. 自恋型人格障碍　以夸大、需要他人赞扬并缺乏共情为特征。表现为具有自我重要的夸大感（过分夸大成就和才能等）；沉湎于无限成功、权力、光辉、美丽或理想爱情的幻想；认为自己是“特殊”的和独一无二的，只能被其他特殊的或高地位人们所了解或共事；要求过分的赞扬；有一种荣誉感，即不合理地期望特殊的优厚待遇或自动顺从他的期望；在人际关系上是剥削（占便宜），即为了达到自己的目的而占有他人的利益；缺乏共情能力，不愿设身处地地认识或认同他人的感情和需求；往往妒忌他人，或认为他人都在妒忌自己；显示傲慢的行为或态度。

第二节　人格障碍求美者的行为特点及沟通要点

一、自恋型人格求美者

（一）行为特点

就诊率很高，男性关注腹部、臀部和眼部，女性关注眼睛和脸部。行为举止傲慢，好事，爱提问题。只有在手术有肯定效果，以及较早显示出来效果时才表现遵医行为，会要求医生能使其确信手术效果十分好。相比其他类型的求美者，他们在术后不断要求医生对迟迟未出现的手术效果给予解释。对权益有过分的要求，最易与美容机构发生纠纷。与正常人相比，他们对手术的满意率较低。他们接受手术出于自我动机，对手术的效果有非现实的期望。自恋型人格求美者对待美容手术，容易不厌其烦地陷入“无情修复”中，却始终对手术的结果持怀疑态度，因为他们本身就觉得自身已相当完美，做美容手术只不过是想锦上添花而已，因而，术后求美者往往会觉得手术实际效果不如自己所愿，甚至不能与以前相比。

（二）沟通要点

1. 在建立关系时要注意仔细观察求美者的情绪，理解对方的困境，如感到被别人误解、不被别人欣赏、感到受约束、气愤或沮丧，并通过言语和非言语的方式表达出对求美者的共情，尤其要理解对方的自我中心是一种保护机制，一旦遭到破坏就将产生很强烈的不安全感。

2. 在交流中当发现求美者能体会他人的情感时，要积极关注并表达出来，如“能说出来确实需要很大的勇气”、“很多人没有这个勇气去承认，这确实让人印象深刻”。

3. 让求美者体验共情关系，以促使其能更加共情别人，强化求美者对他人温柔的表达。

4. 在与对方交流时要以礼貌和温和的方式，逐步帮助其形成适当的观念。针对求美者的一些特殊待遇要求，要对其进行基本的咨询设置，如对打电话的时间、费用、会谈时间等进行限定。当其有愤怒情绪时，可让他以适当的方式表达出来，但不是没有控制地发泄。

5. 针对其低自尊，要积极关注求美者的优势与已有的成就，并给予正反馈和强化。

6. 如建立了良好的关系并有足够的时间，可运用理性情绪疗法来改变他的一些歪曲、负性的信念。

7. 如确实没有手术的必要，则尽量不予手术，如决定手术，则耐心地为求美者介绍手术的方式，以及可能出现的术后反应，提高其对手术效果的耐受力。

二、依赖型人格求美者

（一）行为特点

就诊率较高，关注体表部位。能听从医护人员的要求，遵医行为好，对医护人员的态度热情。需要医护人员的关心，容易被安抚。不容易与美容机构发生纠纷。性格表现出内向、胆小、敏感、自卑、缺乏主见等特征。对于是否进行手术，自己往往不愿作出决定，他们常常由家人或朋友陪同被动地寻求美容手术，并由他人同医生交谈，决定手术方案。而一旦做了手术，又容易对手术效果产生满意感。他们非常关心手术费用问题，并根据费用决定是否进行手术。

（二）沟通要点

1. 在建立关系时要注意通过无条件的积极关注、真诚地接纳和反映式的倾听，对求美者的困难，如感觉不足、无能和脆弱表达出共情。

2. 当求美者反复征求家属的意见而犹豫不决时，治疗师可向其指出现在他在重复人际关系中的依赖模式。治疗师要以积极的方式描述求美者依赖行为的功能，如求美者的依赖行为会让家庭成员感到强有力，求美者感觉到被支持；求美者的依附行为使家庭成员感觉到对自己的需要，让求美者有机会表达爱。以此来激发家庭成员寻找新的途径来满足他们的需要，而不是支持求美者的依赖行为。

3. 帮助求美者列出他在做决策上有困难的情境，引导其表述决策上的困难，让他澄清自己的观点，对求美者自己作出决策和承担责任的行为给予积极强化。

4. 如建立了良好的关系并有足够的时间，可让家庭成员表述对求美者的依赖行为的感受，以及依赖行为是如何影响他们的。让求美者与家庭成员之间进行行为约定，对求美者的独立行为实施奖励。

5. 治疗师与求美者一起，评估承担一个具体事件责任的结果，鼓励求美者在没有治疗师陪同时也愿意承担责任。

6. 依赖型人格障碍求美者往往会频繁打电话约见治疗师寻求指导或建议，因此，有必要在一开始时就建立清晰的会谈设置，如会谈的时间以及治疗师的权责。

三、癔症型人格求美者

（一）行为特点

求美者多为女性，且年纪较轻，一般为不自愿进行手术者。就诊率高，偏好关注胸、眼和口唇，希望这些部位看上去漂亮一些，象征着她们期望重新年轻的长久渴望。通过对身体性别标志的加强，她们希望能够增加对异性的吸引力，并更具有别人难以拒绝的魅力。行为具有诱惑性，有魅力和活力。遵医行为好，如果医务人员对其特别关注，其顺应性就特别好。如果是男性医生，她们会扮演主妇角色，并回避女性医生。求美者高度自我为中心，情绪强烈，变化无常。喜欢引起他人的注意和夸奖，因此术后对手术的满意程度表现出不稳定性，容易在极好和极坏两个极端变化。当他人投其所好，取悦于他时，该类求美者会觉得手术符合自己的心意，满意程度提高，否则满意程度下降。

（二）沟通要点

1. 在建立关系时要注意对求美者的困难，如感到孤独、被排斥、苦恼等表达出共情。在沟通过程中要注意癔症型人格障碍者的思维不是以事实为依据而更多是源于印象，因此，要在会谈中获取真实而详细的信息很难。

2. 在沟通过程中当求美者变得过度戏剧化或情感表达过度时，提醒他意识到自己不恰当的社交反应及其对交往对象的影响，鼓励求美者用温和的行为方式来替代。

3. 当求美者过度关注外表时，治疗师可帮助其识别对外表的歪曲信念及过度关注，并帮助求美者列出利用外表吸引他人注意的正面和负面后果，可协助求美者列出其他积极的而不是靠外表吸引他人的办法。

4. 如已建立起良好的关系，当求美者对治疗师有说谎、欺骗的情况时，可对其进行面质，并指出欺骗治疗师的正面和负面后果。

5. 当求美者在沟通中出现对治疗师的诱惑行为时，要帮助其列出关于利用诱惑去影响他人行为的正面和负面后果。

6. 当求美者出现低自尊的行为时，要积极关注其优势与成就，对其作出的努力和取得的成功给予正反馈和强化。

四、边缘型人格求美者

（一）行为特点

这类求美者存在明显的体像障碍。由于有体像障碍所以关注身体或容貌的多处部位。与他人边界模糊不清。情绪极度不稳定，行为冲动。人际关系既热情又不稳定，常常不是把别人理想化，就是诋毁别人，如与医生的关系在初期存在理想化倾向，当手术结束后，理想化可能会转化为一种憎恨，从非常的好转变为绝对的坏。在遵医行为上要么遵守得非常好，要么完全不遵守。极易发生医疗和法律纠纷。往往对自己的容貌自信不足，容易低估自己的相貌。由于心理上易产生幻想的体像缺陷，因此求美者对手术的满意程度往往低于其他类型的求美者，求美者对手术的满意程度与手术的客观标准无关。术后即使是最轻微的并发症也会给此类患者心理上带来极大恐慌。

（二）沟通要点

1. 在建立关系时要通过无条件的积极关注、温暖地接纳和倾听来应对求美者的困境，如感到失控、脆弱、人际关系障碍方面的问题等，表达出共情。

2. 治疗师在沟通中，要用清楚的、直截了当的方式进行表达，不要用任何可能导致对方曲解的模糊用语。

3. 针对求美者缺乏适宜的人际关系边界的特点，在会谈前要规定电话联系只限定在处理紧急情况下使用，且通话时间不能过长。治疗师要正式告之关于美容治疗的所有要求，如付费时间等，并与之讨论手术失败的后果。

4. 当求美者对治疗师有强烈的情绪反应时，用即时化技术指出其现在的情况状态，鼓励其在情绪反应前要"停下来，想一想，听一听"再说。强调医患关系与其生活中的其他人际关系的相似性，与求美者一起解决不良情绪。

5. 帮助求美者列出他独特的想法和需要，指出他的需要和愿望的合理性，以及如何合理地实现它们。

五、强迫型人格求美者

（一）行为特点

此类求美者对手术的满意程度较低。就诊率不高，他们一般不会提出与手术无关的意见，且通常仅要求一个部位的手术，关注体表部位。行为举止细心、准确，爱唠叨且警惕性较高。会不折不扣地执行医嘱。不易发生医疗纠纷，但他们为了防止不测之事，常会保留详细的记录。术前他们也许会走访许多美容院，也许会看许多美容方面的书籍，对于美容知识常有较多的了解，因此往往对美容手术的要求过高，有时甚至有些不切实际，并可能会对术后的效果产生"吹毛求疵"的行为。即使手术很成功，也常拒绝承认效果不错或比原来要好些。是否决定接受美容手术，费用对他们来说是一个决定性因素。

（二）沟通要点

1. 在建立关系时要通过无条件的积极关注、温暖地接纳和倾听来应对求美者的困境，如陷入无法抗拒的忙碌、规则、矛盾和细节之中等，表达出共情。

2. 当求美者出现完美主义的想法时（如"如果没有完美的方案，那么最好迟一些再做决定"，"如果我没有收集到所有的信息，那么我就可能犯错，那太可怕了"，"如果给我充分考虑的时间，我肯定能找到针对目前情况的正确答案"等），治疗师要用理性情绪技术应对，与求美者一起检验支持或违反每一种信念的证据，鼓励求美者挑战他的歪曲信念。

3. 鼓励求美者自己去检验生活中对金钱的某些态度影响了工作的完成，可使用理性情绪技术应对这些信念，用更加灵活、更具有适应性的思维（如"有时候需要花点钱才能做成事情"，"花钱享乐也无可厚非"）取代那些刻板的、功能不良的思维（如"消费就是浪费"）。

4. 当发现求美者的果断行为时要给予强化。

六、偏执型人格求美者

（一）行为特点

固执、偏激、情绪不稳定。遵医行为表现得很不顺从和固执，不信任医生，对一些问题持怀疑态度。对手术效果特别挑剔，甚至脱离实际，稍不理想便会全盘否定，提出使人难以理解的看法和无法接受的要求。他们常常会对身体的个别部位予以特别关注，他们往往注重局部而忽视整体的统一与和谐，如希望把自己的鼻子做成与某明星一样，而眼睛与另外一个人一样，因此术后满意程度极低。整形美容医师术前应对此类人慎重考虑，尽量不予手术。

（二）沟通要点

1. 在建立关系时要通过无条件的积极关注和反映式倾听，对求美者的困难，如挫折感、感觉恐惧、不被理解、被伤害等，表达共情和真诚的接纳。

2. 在沟通中要回避与其发生激烈的争论，对对方要求保密的需要予以尊重。

3. 当求美者表达自己的感受或弱点时，治疗师要给予鼓励。

4. 求美者辱骂治疗师时，要与其保持界限，并告之这种辱骂或侮辱是不能接受的。当对方情绪平静后，可与之讨论情绪过激的反应对人际关系的影响。

5. 当求美者对他人的话语表达出愤怒或强烈的情感时，说明他很关心别人的想法和态度，治疗师可把这一点作为激发他更加准确理解他人的桥梁。

6. 如已与求美者建立了良好的关系，可采用理性情绪治疗技术训练其处理愤怒情绪，也可运用空椅子技术来处理其愤怒的情绪。

第三节 人格障碍与整形美容外科手术满意度

国外学者在对整形美容外科受术者的研究中发现，合并人格障碍的受术者比例高达71%，其中自恋型人格障碍比例最高，为25%，其次有依赖型、癔症型、边缘型等人格障碍类型。日本学者Ishignoka调查发现，偏执型人格障碍和癔症型人格障碍分别占1.2%和3.4%。国内学者刘晨(2008年)调查发现，有54.7%存在各种类型的人格障碍，其中强迫型人格障碍最高，达34.7%，其次为偏执型和回避型人格障碍，反映了整形美容外科受术者中各型人格障碍的出现率较高。

整形美容外科受术者对手术的满意度主要取决于受术者的心理因素，而与是否发生手术并发症没有直接关系。Goin等对50例接受面部除皱术的女性患者开展心理方面的前瞻性研究，发现患者对手术的满意程度与手术前的心理状态有关，而与并发症无关。NaPolcon通过对133例整形美容外科受术者长达1年多的随访发现，偏执型、分裂型、边缘型和强迫型人格障碍的手术满意度低。此外，研究结果还显示，未合并BDD的整形美容外科受术者中，合并人格障碍的受术者组手术效果满意的人数明显少于未合并人格障碍的受术者组。因此，人格障碍是影响整形美容外科受术者手术满意度的主要因素，合并人格障碍的受术者整形美容外科手术满意度多有不同程度的降低(表10-1)。

表10-1 整形美容外科求美者中各型人格障碍的比例和手术满意度(Napoleon)

人格障碍类型	人格障碍患者的比例(%)	手术满意度评分(最低1分，最高10分)
偏执型人格障碍	0.75	1.0
回避型人格障碍	1.5	10.0
分离型人格障碍	1.5	5.0
分裂型人格障碍	1.5	1.5
被动攻击型人格障碍	3.0	4.5
反社会型人格障碍	3.0	3.2
强迫型人格障碍	4.0	2.0
边缘型人格障碍	9.0	1.5
癔症型人格障碍	9.7	5.7
依赖型人格障碍	12	7.1
自恋型人格障碍	25	4.4
正常	29	7.4

(刘金泉)

11 第十一章 美容与神经症

躯体变形障碍属于疑病性神经症范畴。导致躯体变形障碍的原因非常复杂，对一个人的心理也有很大的影响，如有挫折感，情绪沮丧等，出现不同程度的心理问题。躯体变形障碍患者还多伴有焦虑症、强迫症和恐惧症等神经症，女性患者可能同时伴有进食障碍，而男性患者更易并发物质滥用或物质依赖而加剧患者心理社会功能的损害。躯体变形障碍作为心理障碍，以前是美容外科的禁忌证，现在采用手术与心理治疗并用的方法进行治疗，取得了较好的效果。

第一节 美容与神经症

一、神经症概述

（一）神经症的概念

神经症(neuroses)又称神经官能症，是一组主要表现为焦虑、抑郁、恐惧、强迫、疑病症状或神经衰弱症状的精神障碍。本障碍有一定人格基础，起病常受心理社会(环境)因素影响。症状没有可证实的器质性病变作基础，与患者的现实处境不相称，但患者对存在的症状感到痛苦和无能为力，自知力完整或基本完整，病程多迁延。神经症的共同特征是：①发病受社会文化因素影响；②起病常与个体心理特征有关；③患者无器质性病变；④社会功能相对完好；⑤有自知力，有求治要求。

（二）神经症的诊断标准

患者至少有下列 1 项：①恐惧；②强迫症状；③焦虑；④躯体形式症状；⑤神经衰弱症状。社会功能受损或无法摆脱的精神痛苦，促使其主动求医。且持续时间超过 3 个月，并排除器质性精神障碍、精神活性物质与非成瘾物质所致精神障碍、各种精神病性障碍(如精神分裂症、偏执性精神障碍、心境障碍)等，可诊断为本病。

（三）神经症的常见临床类型及表现

1. 恐惧症　恐惧症是一种以过分和不合理地惧怕外界客体或处境为主的神经症。患者明知没有必要，但仍不能防止恐惧发作，恐惧发作时往往伴有显著的焦虑和自主神经症状。患者极力回避所害怕的客体或处境，或是带着畏惧去忍受。恐惧症的共同特征是：①对某些客体或处境有强烈恐惧，恐惧的程度与实际危险不相称；②伴有明显的自主神经功能亢进；③有反复或持续的回避行为；④患者知道恐惧过分、不合理，或不必要，但无法控制。恐惧症常见以下 3 种临床类型：场所恐惧症、社交恐惧症、特定的恐惧症。与容貌有关的主要是社交恐惧症。

2. 焦虑性神经症　焦虑症是一种以焦虑情绪为主的神经症，包括急性焦虑和慢性焦虑两种临床相，常伴有头晕、胸闷、心悸、呼吸困难、口干、尿频、出汗、震颤和运动不安等表现。焦虑并非由实际威胁所引起，其紧张程度与现实情况很不相称。临床表现：急性焦虑即惊恐发作是一种以反复的惊恐发作为主要原发症状的神经症。这种发作并不局限于任何特定的情境，具有不可预测性。这是一种突如其来的惊恐体验，表现为严重的窒息感、濒死感和精神失控感。惊恐发作时伴有严重的自主神经功能失调，主要有以下几方面症状：①心脏症状：胸痛、心动过速、心跳不规则；②呼吸系统症状：呼吸困难；③神经系统症状：头痛、眩晕、晕厥和感觉异常。通常起病急速，终止也迅速。一般持续数十分钟便自行缓解。慢性焦虑又称广泛性焦虑，这是焦虑最常见的表现形式。患者长期感到紧张和不安，表现为持续的、无明确对象或固定内容的紧张不安，或对现实生活中的某些问题过分担心或烦恼，常伴有自主神经功能亢进、运动性不安和过分警惕。

3. 强迫症　强迫症是一种以强迫症状为主的神经症，其特点是有意识的自我强迫和反强迫并存，二者强烈冲突使患者感到焦虑和痛苦。患者体验到观念或冲动来源于自我，但违反自己意愿，虽极力抵抗，却无法控制。患者也意识到强迫症状的异常性，但无法摆脱。病程迁延者可以仪式动作为主而精神痛苦减轻，但社会功能严重受损。临床表现主要有强迫观念，强迫行为。

4. 躯体形式障碍　躯体形式障碍是一类以持久地担心或相信各种躯体症状的优势观念为特征的神经症。患者因为这种症状反复就医，尽管各种医学检查结果是正常的，尽管医生反复说明和解释，均不能打消其疑虑。即使患者的确存在某种躯体疾病，其严重程度也远远不足以解释患者感受到的痛苦和焦虑。虽然患者症状的发生与不愉快的生活事件、艰难处境或心理冲突密切相关，但患者常常否认心理因素的存在。病程多为慢性波动性。临床表现有躯体化障碍、疑病症（包括躯体变形障碍）、躯体形式自主神经紊乱和持续性躯体形式疼痛障碍。与容貌有关的主要是疑病症。

5. 神经衰弱　是一种以精神易兴奋又易疲劳为特征的神经症。临床表现为情绪易烦恼、易激惹、易紧张，并伴有睡眠障碍和紧张性疼痛等生理功能紊乱症状。诊断神经衰弱应谨慎，必须排除躯体疾病或其他精神疾病，否则只能诊断为神经衰弱综合征。

二、容貌因素导致的神经症

（一）社交恐惧症

社交恐惧症的恐惧对象主要为社交场合和人际接触。主要表现在社交时害羞，感到局促不安、尴尬、笨拙，怕成为他人耻笑的对象，不敢在人们的注视下操作、书写或进食；他们害怕与人近距离地相处，更害怕参加以自己为中心的活动；他们不敢当众演讲，不敢与重要人物谈话，担心届时会脸红，这称为赤面恐惧。有的患者不敢看别人的眼睛，害怕并回避与别人的视线相遇，这称为对视恐惧。患者恐惧的对象可以是陌生人，也可以是熟人，甚至是自己的亲属、配偶。较常见的恐惧对象是异性。多在17～30岁期间发病，无明显诱因突然起病，男女发病率相近。恐惧症状一般只出现在和他人在一起的时候，表现形式多种多样，而独处时则不出现。当患者被迫进入社交场合时，便产生严重的焦虑反应，惶然不知所措。

因容貌缺陷或自认为“容貌缺陷”的患者，在其主观意识中存在害怕因容貌问题引起别人过多地关注，遭到讽刺、打击、嘲笑等。出现社交恐惧时，主要表现为害怕出现在众人面前，特别害怕被别人注视，害怕别人的目光或余光；明知没有危险，但自身又出现不可克服的异常强烈的恐惧反应。患者见人或参与交际就会出现害羞而脸红、浑身不自在、发抖、出汗、呼吸急促、心悸，甚至晕倒等自主神经功能失调现象。由于自我不能控制，患者会极力回避引起恐惧的社交环境。

（二）强迫性神经症

强迫症患者倾向于控制思想情欲而不外露，所以很难被发现。临床表现有强迫观念、强迫情绪、强迫意向和强迫行为；患者可以表现为以其中一种为主，也可以几种兼而有之。强迫观念一般以强迫思想、强迫联想多见。强迫思想是指患者脑中反复出现令患者厌恶的词或短句；如太胖、太瘦、形体不美等。强迫联想是指患者脑中出现一个观念，便不由自主地联想起另一个观念，而大多是对立性的；如想到“美丽”，马上就联想到“丑陋”；自己知道毫无意义，但不能控制。强迫情绪主要是指一种不必要的担心，如每天在自己的脸上涂一层很厚的粉才出门，说是怕影响别人对自己的看法，自知如此非常荒唐，但非如此而不能释怀。强迫意向是指在某些场合下，患者会产生与正常心理状态相反的欲望和意向，如在化妆品专柜前就有购买的欲望，看到别人做美容手术或在美容外科停留，就有想做手术的欲望；患者明知这种想法违背自己的意愿，却又无法摆脱，因而十分苦恼。但是，这种患者是不会轻易作出行动的，只是不能控制自己的意向。强迫行为在美容方面可表现为强迫询问、强迫购买、强迫手术等；否则，患者就感到焦虑和痛苦。

（三）疑病症

疑病症的主要临床表现是担心或相信自己患有某种严重的身体疾病。患者对自身的健康状况或身体的某部分过分关注，其关心程度与实际健康状况很不相称，经常诉述不适，并四处求医，但各种客观检查的正常结果和医生的解释均不能打消患者的疑虑。

疑病症的首发病例以 20～30 岁最多，男女患病率相近。一般分为三种症状：①对健康的多虑；②对身体的过分注意和感觉过敏；③疑病观念（不包括妄想）。三者互相影响，导致了本病临床表现的复杂多样性。疑病症的突出表现是患者对自身的身体状况过分关注，确信自己患有实际上并不存在的某种疾病，尽管没有充分的理由，但绝不是毫无根据，患者的疑病观念也没有达到荒谬、妄想的程度。如有的患者感觉自己身体出现畸形改变、五官不正或嗅到自己有特殊的体臭味。虽查无实据，仍反复检查，四处求医，可因此导致对家人、朋友、同事等不满情绪，使社会功能受损。躯体变形障碍也属疑病症。

三、神经症的心理干预

（一）神经症的心理干预

1. 社交恐惧症的心理干预　①通过不断的目光接触、积极倾听、无条件积极关注和温暖的接纳，积极与患者建立信任关系；②对患者进行心理测验，评估患者焦虑的严重程度；③设计并实施系统脱敏计划，让患者逐渐增加与社会接触的次数和持续时间，帮助患者减轻社交焦虑；④建立奖励机制并与患者达成协议，以此鼓励和强化患者开始进行社会接触以及加入团队活动之中，并对其所有的积极行为进行强化；⑤对患者进行放松训练，运用行为演练、示范、角色扮演等方法减轻焦虑，提高社交技能；⑥对任何消极的社交行为进行反馈；⑦运用认知治疗技术，识别并改变患者的不良认知；⑧进行家庭治疗，评估导致患者社交焦虑退缩的家庭动力，鼓励家属强化患者的积极社交行为。

2. 焦虑症的心理干预　①与患者建立良好和信任的关系，以友善、真诚、支持、理解的态度对待患者，使患者感到自己是被接受的、被关心的，促使患者说出他的焦虑；②鼓励患者表达自己的情绪和不愉快的感受，协助其识别和接受负性情绪及相关行为，鼓励患者说出内心的感受，对不合作的患者要有耐心，给患者时间作心理调整，以温和的态度面对患者；③进行心理评估：以确定是否需要服药，如服用药物有副作用，鼓励患者向专业人员报告，患者服药后要注意评估药物的效果；④与患者共同探讨与焦虑有关的应激源及应对方法，协助患者消除应激原。这是很重要的心理干预环节，这不仅有利于患者正确认识和对待疾病，学习新的应对方法，接受和应对不良情绪，同时有利于让患者在交谈中了解和逐渐清楚疾病的原因；⑤放松训练：训练患者掌握放松技术并参加各种社会活动，以降低焦虑水平，增加日常交往活动并加大对职业的投入；⑥用心理治疗技术改善患者的状态。运用认知治疗技术帮助患者认识到自己的焦虑是非理性的，帮助患者实施思维停止技术，阻断引起焦虑的思维，帮助患者寻找过去成功使用过的焦虑应对策略，并在焦虑时运用它以减少焦虑反应；⑦健康教育：向患者及其家属进行焦虑性神经症疾病知识的宣传教育，解释说明焦虑症的疾病性质，指导患者及家属正确对待焦虑症状，告诉患者在治疗期间从事正常工作、学习和生活的重要性，培养患者及家属树立正确的就医观念。

3. 强迫症的心理干预　①建立良好的关系：对患者所描述的内心感受和强迫症状表示接纳，鼓励患者倾诉自己的内心体验，帮助患者分析强迫症的诱发因素，减轻患者的心理应激反应水平，从而减少强迫症状的发生频率；②心理评估：通过会谈和心理测验技术对患者强迫观念或强迫行为的性质、严重程度和发展史进行评估，必要时请精神科医生对患者进行评估，以确定是否需要服用抗精神病药物，在进行药物治疗的同时要监控和评估患者遵医嘱服用药物的情况，以及药物的疗效和副作用；③心理治疗：训练患者学会思维停止技术，中断强迫观念；训练患者学会放松技术，以降低焦虑；鼓励、支持和帮助患者识别并表达与未解决的生活问题的相关情感；识别不良认知和错误信念并加以纠正，以减少其对日常生活和工作的影响，当患者出现积极情况时给予鼓励。帮助患者培养生活的乐趣，改变对自我要求过高及过分追求完美的性格特征，从根本上增加患者心理上的舒适感受；④健康教育：向患者及家属进行强迫性神经症疾病知识的宣传教育，使患者及家属树立对待疾病的正确态度。向患者及家属说明性格特征与强迫性神经症的关系，转移对疾病症状的过分关注，改善性格特征。教会患者及家属对待心理应激的恰当和有效的应对方法。

4. 疑病症的心理干预　①在建立关系过程中倾听患者诉说躯体不适感时不要做任何反驳，不要急于给出答复，需认真检查以确定是否存在躯体疾病；②与患者讨论生活中引起情绪应激的原因，这是患者抱怨身体不适的根本原因。探寻患者在向家庭成员诉说身体不适感时有什么样的反应模式以及给予过怎样的强化。帮助患者认识到躯体不适时使患者从中受益的现象，使其有所领悟；③运用角色扮演技术和行为演练技术，训练患者能自信地，并采用令人尊重的方式表达愤怒的情感。给患者布置作业，让他列出所喜欢的活动，并让其参加这些活动，借此转移患者对躯体问题的关注；④让患者学会放松并要求他每天做放松训练，当患者症状减轻时给予积极的反馈；⑤用精神分析技术，该技术可帮助找到深层的发病根源；⑥运用认知治疗技术，可发现并纠正患者的不良认知；⑦健康教育，向患者及家属进行相关疾病知识的宣传教育，使患者及家属树立对待疾病的正确态度。向患者及家属说明性格特征、情感表达与躯体形式障碍的关系，转移对疾病症状的过分关注，改善性格特征，教会患者及家属对待心理应激的恰当有效的应对方法。

（二）神经症的药物疗法

主要是对症治疗，常用的有抗焦虑药、抗抑郁药和促进大脑代谢药等。早期与心理治疗合用可缓解症状，促进心理治疗效果，提高患者自信心和配合医生的行为。用药前需向患者介绍药物治疗的时间及可能出现的副作用，使其有充分的心理准备。

第二节　躯体变形障碍

一、躯体变形障碍概述

（一）躯体变形障碍的概念及病因

躯体变形障碍(body dimorphic disorder，BDD)是指在客观上躯体外表并不存在缺陷，或者有极其轻微的缺陷，但其主观想象具有奇特的丑陋而产生的极为痛苦的心理病症。BDD是一种心理异常现象，大部分患者并不去寻求心理或精神治疗，而是单纯想通过医疗美容来纠正其想象的容貌缺陷，但往往事与愿违，这既加重了自己的心理负担，又给美容医学的工作带来了负面影响。

BDD的病因目前尚无定论，精神分析的观点认为，BDD源自个体对性的冲突、情绪冲突、罪恶感，以及不良自我印象的无意识转换。当前，最为关注的是BDD的认知行为模型，并且已经得到实证研究的支持。认知行为模型整合了文化因素、生物易感性、心理易感性，以及早期童年经历的影响。文化因素对于BDD的产生和持续起了重要作用，尤其是在强调外貌和身体吸引力的文化背景下，不完美和缺陷被人们所否定，与别人或理想化的标准进行比较。BDD还可能具有遗传倾向。躯体变形障碍通常开始于少年期，平均年龄为16岁。处于这一年龄阶段的个体尤其关注自己的身体和社交，那些自我较脆弱的青少年会因为轻微的缺陷而出现焦虑。低自尊、家庭不和谐、不愉快的童年经历、外貌遭到他人的反复批评等，也可能会导致躯体变形障碍。此外，在现今社会强调外貌和身体吸引力的文化背景下，也可能促使这类障碍的发生。如果不对BBD进行治疗就会转为慢性。

（二）躯体变形障碍的临床特征

1. 关注部位　BDD的核心症状是对想象或轻微外表缺陷的先占观念(先占观念是指长期占据于个体头脑中的、自认为客观存在的、超过其他观念的特有观念)。大多数患者抱怨的部位比较明确，皮肤、头发和鼻子是最常见的关注部位，主诉症状包括假想的皱纹、痤疮、瘢痕、头发稀疏；硕大或变形的鼻子；或身体某些部位不对称，还包括对眼睛、耳朵、口腔、口唇、牙齿、颌颏、面颊、头部、乳房、臀部、生殖器的形状、大小等或其他方面以及整个身体的大小或体型的关注。还有些患者抱怨的可能是含糊不清的丑陋感，如“我的眼睛和鼻子的比例很滑稽”。身体变形障碍的患者中，男女感到困扰的部位不一样，女性更担心自己的乳房、双腿、臀部和体重；男性更关心躯体局部，如生殖器、体毛过重或稀疏。患者对平均4种部位或更多身体部位担心。

2. 重复行为　患者反复照镜子或征求亲人、朋友对自己的外表的评价，以期望得到正常的保证。但是，还有些患者常常因为无法摆脱对某些缺陷的先占观念，而尽力回避照镜子或出现社交恐惧。患者会因此反复就医但对治疗效果始终不满意，此特点须引起皮肤科和整形美容科医生的重视，因为他们很有可能就是 BDD 患者。

3. 社会功能损害　患者因先占观念和重复行为，可导致其教育、婚姻、社交等社会功能严重受损，不能进行正常的工作、生活和学习。患者还可能以自残的方法纠正“缺陷”，如锉掉牙齿以改变下颌的形状。甚至有部分患者试图自杀(Phillips，1995 年)。

4. 掩盖缺陷　患者常会花数小时在镜子中观察自己“变形”的身体部位，而且为了改善这些部分或将其隐藏起来，他们会完成某些精细的程式化行为，如他们会花几个小时来摆弄头发来遮盖耳朵上的瑕疵，或化浓妆掩盖面部缺陷。患者还常常通过整形手术来改变他们认为不喜欢的部位。他们对变形的理解非常苛刻和古怪，甚至是脱离实际。由于担心别人对自己“缺陷”部位的关注、议论，躯体变形障碍患者会使用一切手段掩盖自己的“缺陷”，如化妆、体位、帽子和头发等。

二、躯体变形障碍的诊断

美国《精神障碍诊断与统计手册》第 4 版(DSM-Ⅳ)，将 BDD 概括为三条独立的诊断标准：①一个外表正常的人存在对身体想象的先占观念或虽存在轻微的缺陷但给予过分的关注；②此先占观念必须在社会、职业或其他方面引起功能上的紊乱或损害；③不能用其他的心理障碍来更好的解释个体对身体外表的这种关注。在我国精神病学和医学心理学中，BDD 仅仅作为一个精神症状或病态心理症状，中国《精神疾病分类及诊断标准》第 3 版(CCMD-3)将其列入了疑病症。

关于疑病症 CCMD-3 的诊断标准是：

(1) 符合神经症的诊断标准。

(2) 以疑病症状为主，至少有下列 1 项：①对躯体疾病过分担心，其严重程度与实际情况明显不相称；②对健康状况，如通常出现的生理现象和异常感觉作出疑病性解释，但不是妄想；③牢固的疑病观念，缺乏根据，但不是妄想。

(3) 反复就医或要求医学检查，但检查结果阴性和医生的合理解释，均不能打消其疑虑。

社会功能受损。符合症状标准至少已 3 个月。排除躯体化障碍、其他神经症性障碍(如焦虑、惊恐障碍，或强迫症)、抑郁症、精神分裂症、偏执性精神病。

在诊断 BDD 时，可用以下问题予以明确：

——你曾经以任何方式对你的外表担忧过吗？

→如果是。

——你担心的是什么？

——你认为你的身体某些部位特别不好看吗？

——你的脸、皮肤、头发、鼻子或身体其他部位的形状、大小或其他方面的形象如何？这种担忧使你念念不忘吗？

——你对它考虑得很多并希望担心得少些吗？

——你对自己外表的专注对你的生活产生了什么影响？

——它给你造成了痛苦或影响了你的社会生活、学习、工作或其他活动吗？

——你的担忧为你的家人或朋友带来了影响吗？

三、躯体变形障碍的治疗

（一）心理干预

1. 在与患者建立良好关系过程中，要耐心、同情、理解和接纳他们。在倾听患者诉说容貌缺陷或躯体异常时，不要作出任何反驳或对抗的反应。

2. 将患者以抱怨容貌或躯体不适为核心的诉说，转移到讨论情绪冲突和情感表达方面的问题上来。

3. 寻找情绪痛苦的原因；寻找患者家庭曾对患者的诉说提供了怎样的反应模式以及给予过什么样的强化。

4. 运用认知行为技术，帮助患者认识到关于躯体方面的问题、回避与情绪冲突有关，以及患者在诉说这类问题时从中获益的现象，使其有所领悟；逐渐让患者了解所患疾病的性质，改变错误观念，解除或减轻精神因素的影响，对自身疾病作出正确的评估；让患者列出所喜欢的活动，并让其参与这些活动，借此转移其对躯体意象的关注；每天对患者进行放松训练并使其掌握，布置家庭作业进行练习；布置家庭认知作业，写出他关于躯体或容貌问题的错误认知以及正确的想法；对患者进行自信心训练，强化患者的自信心，随着自信心的增加可使患者不再对自身问题表现出抱怨和无助。

5. 探寻源于患者童年经历的低自尊，并使他认识到低自尊与躯体意象之间的关系。

6. 与患者讨论当他不断地抱怨躯体状况或负面的躯体评价时，对周围朋友或家庭产生的消极社会影响。

7. 当患者摆脱症状的困扰并承认躯体意象是正常和健康时，给予积极的反馈。

8. 健康教育，对患者、家属进行相关疾病知识的宣传教育，教会他们对待心理应激的恰当、有效的方法。

9. 指导患者及时说出躯体不适的表现，学会释放和转移对疾病症状的过分关注，改善性格特征。

10. 社会人群及家属应多给予患者理解、鼓励和支持，减少斥责、讽刺和刁难，为其提供一个和谐、温馨的生活环境，有助于疾病的康复。

（二）药物疗法

根据患者病情选择性应用抗抑郁和抗焦虑药物，研究结果显示，选择性5-羟色胺再摄取抑制剂(SSRIs)治疗本病效果明显。用药应注意从小剂量开始，并向患者说明可能的副作用及起效时间，增加患者对治疗的依从性。

（李小霞）

12 第十二章 美容与心身疾病

心身疾病(psychosomatic disease)是指心理社会因素在疾病的发生和发展中起主导作用的躯体疾病。导致心身疾病的原因主要有长期存在消极情绪,丧失感、威胁感和不安全感的心理刺激;人格特征与行为方式;社会文化因素;生物躯体因素。心、身是统一的,两者相互影响,对于各种刺激,心、身是作为一个整体来反应的,"情急百病生,情舒百病除"说的就是人的心理状态与疾病的关系,心理与躯体疾病具有双向调节作用。心身疾病与美容医学有非常紧密的关系,各种影响形体和容貌的疾病,都渗透着心身两方面的联系。所以美容治疗师掌握心身疾病的特征与规律,对更好的开展美容医学工作、增强疗效、满足患者的心理需要、有效实施心理干预具有重要的意义。

第一节 神经性厌食症

一、神经性厌食症概述

(一)神经性厌食症的概念

神经性厌食症(anorexia nervosa,AN)亦称神经性厌食,是一种多见于青少年女性的进食行为异常,特征为故意限制饮食,使体重降至明显低于正常的标准,为此采取过度运动、引吐、导泻等方法以减轻体重。常有过分担心发胖,甚至已经明显消瘦仍自认为太胖,即使医生进行解释也无效。部分患者用胃胀不适,食欲下降等理由来解释其限制饮食的原因。患者常有营养不良、代谢和内分泌紊乱,女性可出现闭经,男性可有性功能减退等症状。有的患者可有间歇发作的暴饮暴食。本症并非躯体疾病所致的体重减轻,患者节食也不是其他精神障碍的继发症状。

神经性厌食症与体像障碍密切相关,患者虽已严重消瘦,仍认为自己太胖,进食很少,尤其怕吃碳水化合物。患者过度注意自己的体型、体重。一般正常人以自己不同方面的成就为基础评价自己,如工作、学习、人际关系等,而神经性厌食患者在自我评价时却将重点放在他们的体重、体型及自己控制它们的能力上,从某种意义上来说他们是成功的,在他们看来厌食的行为并不是问题,而由此引起的体重下降反而是一种成就,导致他们没有改变降低体重的动机,这就给心理干预带来了困难。

(二)神经性厌食症的病因

1. 心理因素 神经性厌食者通常情绪紊乱伴有抑郁,发病前表现有过分依赖、强迫、敏感、孤独、幼稚等人格弱点。病前往往有某些生活事件发生,透过症状可找到背后隐藏的心理问题。

2. 社会文化因素　多与体像障碍有关。现代社会的审美趋向,使年轻的女性把苗条瘦身作为刻意追求的目标,造成极大的心理负担。通过节食减轻体重,就容易出现此种问题。患者病前表现有追求时髦、固执己见、任性自负等特点。本病在发达国家和富裕阶层多见,城市多于农村。

3. 生物学因素　神经性厌食者的强迫、完美主义性格特点有明显家族集聚性。临床资料表明,单卵双生子有大约55%的一致性,而双卵双生子仅有5%的一致性。这些都表明神经性厌食有很高的遗传性。此外少数患者中发现有生物源性胺类神经传递介质的异常。

（三）神经性厌食症的诊断标准

1. 明显的体重减轻,比正常平均体重减轻15%以上,或者Quetelet体重指数为17.5或更低[体重指数=体重(kg)/身高$(m)^2$],或在青春期前不能达到所期望的躯体增长标准,并有发育延迟或停止。

2. 自己故意造成体重减轻,至少有下列1项:①回避"导致发胖的食物";②自我诱发呕吐;③自我引发排便;④过度运动;⑤服用厌食剂或利尿剂等。

3. 常有病理性怕胖,指一种持续存在的异乎寻常地害怕发胖的超价观念,并且患者给自己制订一个过低的体重界限,这个界值远远低于其病前医生认为是适度的或健康的体重。

4. 常可有下丘脑-垂体-性腺轴的广泛内分泌紊乱,女性表现为闭经,男性表现为性兴趣丧失或性功能低下。可有生长激素升高,皮质醇浓度上升,外周甲状腺激素代谢异常,及胰岛素分泌异常。

5. 症状至少已3个月。

6. 可有间歇发作的暴饮暴食(此时只诊断为神经性厌食)。

7. 排除躯体疾病所致的体重减轻。

二、神经性厌食症的临床表现

1. 病态地关心体型　本病的主要症状是对肥胖的强烈恐惧和对体型的过度关注。

2. 精神症状　患者常伴有精神障碍,抑郁最常见,表现为情绪低落、易冲动,严重者有自杀观念;其次有焦虑、恐惧、易激惹、动作增多等精神症状。部分患者有强迫型人格特点,进食时按特定的顺序和要求进行。多数患者固执己见、拒绝求医。

3. 刻意控制体重　①主动拒食为本病最为突出的症状。即使偶尔吃得太多,也会使用导泻、引吐等方法将食物排出。患者的拒食活动常独自进行,比较隐秘,需注意观察才能发现。②部分患者采用过度运动的方法以减轻体重,这些活动量及强度与其体力极不相称,即使已经明显消瘦、虚弱,仍坚持锻炼,而不感到自己有病。

4. 生理功能紊乱　由于长期热量摄入不足,体重极度下降,出现一系列的躯体表现。早期表现有消瘦、怕冷、皮肤干燥、睡眠障碍、脱发、便秘、闭经等,严重时出现水、电解质紊乱和器官功能低下,甚至死亡。性功能异常是最常见的并发症。体检可见水肿、第二性征停滞、低血压、心律失常、脉搏减慢等。

三、神经性厌食症的心理干预

（一）心理干预

让神经性厌食症患者接受心理治疗是很困难的,无论采用何种类型的心理治疗方法,都要用很长时间取得患者的信任，而且心理治疗是一个长期的过程，期间病情会有多次反复。神经性厌食症的治疗主要以心理干预为主。心理干预的目的是使患者建立正常的进食行为、恢复体重、树立正确的审美观。

1. 与患者建立良好的关系，如主动倾听，无条件积极关注和热情接纳患者，逐步建立信任感。

2. 了解患者目前的饮食方式以及对自己体像的认识；了解患者处理体重、应对生活事件、家庭关系、社会关系的历史。

3. 运用认知治疗技术，纠正患者在形体期望上的不合理的完美主义及其对体型的不现实的评价，帮助其接受身体上合理的瑕疵；帮助患者树立对食物摄取和体型的现实和理性的认识，用积极的、现实的态度和知识来对待食物摄取和自己的形体；帮助患者明白自我价值的基础不是体型而是他的才能、成功的事迹和积极的特质，以及对别人的重要性和内在的精神价值。

4. 运用行为治疗技术，训练患者学会放松，当他们在想进食而变得紧张时，可以使用这一技术放松自己；布置行为训练作业，如在镜子面前进行积极的自我暗示等，帮助患者认识到其消极的自我暗示，会促发他采用饮食失调的行为方式；当患者出现积极的行为时予以强化。

5. 对患者进行自信训练或参加自信训练小组，强化患者在治疗中表现出的成功的自信行为。

6. 让患者的家人共同参加治疗，增强家庭的支持和理解。

7. 运用精神分析技术，使患者明白被压抑的情感、人际冲突、独立与依赖权威人物、反抗权威人物时所采用被动攻击与进食行为有一定的关系。

（二）其他

病情严重的患者还可以辅以药物和支持治疗。主要是对症应用抗抑郁药、锂盐、抗癫痫药等；补充营养，纠正水、电解质紊乱，恢复正常营养状态的支持治疗，对有严重并发症者效果明显。

第二节　肥　胖　症

一、肥胖症概述

（一）肥胖症的概念

肥胖症(obesity)是指由于长期能量摄入超过机体的消耗，体内脂肪过多积聚，使体重超过一定范围的一种营养障碍性疾病。常把体重作为衡量肥胖的指标，一般认为体重超过正常平均体重的20%称为肥胖。肥胖分为单纯性肥胖和继发性肥胖。单纯性肥胖是指无明确的内分泌、遗传原因，热量摄入超过消耗而引起脂肪组织过多，约70%～90%的肥胖为单纯性肥胖。引起肥胖症的主要病理改变为脂肪细胞数目增加或体积增大。继发性肥胖是指由机体某种疾病引起的肥胖，常成为诊断某种疾病的依据。本节着重讨论单纯性肥胖。

肥胖是一种心身疾病，对肥胖者的心理也会产生消极影响，尤其是女性。有相当数量的肥胖者不愿外出，疏于活动，心境逐渐压抑孤僻，并因此失去社交机会，形成恶性循环；如果再受到社会和生活伴侣的歧视、排斥，其心理压力会愈加增强。肥胖还能导致多种躯体疾病，如高血压、冠心病、糖尿病、脂肪肝及性功能异常等。体型肥胖还可导致性心理的压抑，这种压抑主要表现在怀疑自己肥胖体型对伴侣的吸引程度，怀疑伴侣会讨厌自己，或会另有所爱等。由于肥胖小儿性发育较早，故最终身高可能低于正常小儿。

（二）肥胖症的病因

1．心理学原因

（1）文化遗传因素：从进化论的观点看，古代的人得到食物后会尽量填饱肚皮，储备以熬过饥饿阶段。小儿刚出生即具有觅食反射和吸吮反射，也就是说人一出生就对吃感兴趣。“民以食为天”及“仓廪实而知荣辱”也说明了吃对人类的重要。节食之所以困难其原因是：节食是一种勉强的、理性的、违反本能的自我限制，这种限制只能维持在意识的层面，在潜意识层面的食欲，时刻不忘冲破限制，获得饱餐的满足。

（2）教育因素：婴儿期（1岁以下）是一生中生长发育最快的时期，各组织脏器的成长都以细胞数目的增加为主，如该时期无选择的过度喂养，大量摄入高热量饮食可引起以脂肪细胞数目增加的肥胖。进食方式不当，如从小养成进食过快、暴饮暴食、挑食、偏食等不合理的饮食特点，也可成为引起肥胖的原因。再加上现在父母对独生子女溺爱，对控制孩子的饮食下不了决心，使得孩子越长越胖。

（3）社会因素：肥胖与社会的物质丰富程度有密切的关系，随着社会物质生活的富裕，肥胖的人会越来越多。

（4）情绪因素：一般人通常是焦虑时食欲降低，食量减少，而肥胖者在焦虑时反而食量大增。有的肥胖者不仅焦虑时吃得多，而且在任何情绪状态下，食欲都会增加。肥胖者在焦虑时会导致食量增加，可能是学习得来的不良适应。其一，可能是父母在育婴期间，因缺少经验，使婴儿养成了不良习惯所致。婴儿常因多种原因而哭泣，饥饿只是其中原因之一，而父母则误认为只要啼哭就与饥饿有关，于是就立即喂奶，结果使婴儿无法学到对饥饿和难过的辨别能力。其二，肥胖者在焦虑时爱吃，可能是一种学习带来的不良适应。因为口中咀嚼时，会使面部肌肉紧张度减低，使人紧张的情绪也随之减低。久而久之，由咀嚼动作演变成吃食物，以后遇到焦虑境遇时，即以吃东西的方式来适应。

（5）外在诱因作用：人吃食物的原因，有时是内在的生理上的需求，有时是外在情境的吸引。肥胖者对食物敏感，即使肚子不饿，只要美食当前，他总是充满食欲。

2．其他原因

（1）遗传因素：肥胖有高度的遗传性。双亲都肥胖的后代肥胖者占70％～80％；单亲肥胖的后代肥胖者占40％～50％；双亲都不肥胖的后代肥胖者仅占10％～14％。在生活中可以观察到一家人的肥胖体型也多有相似之处，可见遗传因素不可忽视。

（2）运动过少：运动是能量消耗的一种方式，如活动过少和缺乏适当的体育锻炼，即使食物摄入不多也可引起肥胖。肥胖者大多不喜欢运动，因而形成恶性循环。但运动往往又可以增加食欲，如果由此而增加的食量超过了运动的消耗量，则可能使体重增加。

二、肥胖症的心理干预

合理的减肥是根据自己的体质、年龄、身材、健康状态等条件，采用心理指导、行为疗法和精神分析疗法，配合相应的饮食控制、运动疗法和药物等。减肥切勿操之过急，否则会对人体造成损害。

1. 与患者建立良好的关系，如主动倾听，无条件积极关注和热情接纳患者。

2. 了解患者目前的饮食方式以及对自我体像的知觉。

3. 向患者讲解情绪与过食行为之间的关系，讲解情感饥饿不同于躯体饥饿，如有些人是通过过食行为来消除不良情绪，引导患者举例说明自己是如何通过过食行为来应对不良情绪的。

4. 引导患者对心理治疗的预期，并对积极的预期进行强化，同时要告诉患者，治疗是一个长时间的、艰辛的过程，要求他为坚持治疗作出承诺。

5. 向患者讲解，快速节食并不是一个有效的减肥策略，要求他坚持每天记进食日记，监测进食的时间、地点、独自一人还是与他人一起进食，躯体的饥饿程度，进食之前的感受，食物的品种，进食多少才感觉心满意足，暴饮暴食前后的想法。检查患者的进食日记，引导他表达对记进食日记的体验，鼓励患者说出自己的收获和觉察到的问题。

6. 指导患者制订一周的进食目标，目标必须具体、可行、可操作（如在“周六我将克服暴饮暴食”而不是“我要克服暴饮暴食”；如何改变不良的行为习惯，如一边看电视一边吃东西，这种伴食行为有可能使看电视成为进食的条件信号）。检查和回顾目标实施过程中所取得的成果和遇到的困难，要求患者观察并记录本周节制饮食而非过量进食的行为；指导患者制订有效、易于坚持的运动计划，如晨跑、散步、做操等。

7. 帮助患者识别自身特定的情感体验以及任何伴随的躯体感受，训练患者学会识别情绪，并观察、识别和记录本周的情绪体验，鼓励患者回顾和讨论进行情绪观察的体验，对成功识别情绪的能力予以强化。

8. 引导患者讨论应对不良情绪的积极策略，包括预测和避免过食行为的诱发因素。

9. 帮助患者发展现实的、自我肯定的积极认知，替代消极认知。

10. 参加小组治疗。

11. 用精神分析技术，找出引起本病的原因，然后再采取相应的治疗方法。精神分析疗法能明显降低患者的体重，帮助其缓解精神压力并改善人格特征。

第三节　损容性皮肤心身疾病

损容性皮肤心身疾病是一类可以明显影响人的外貌的心身皮肤病，该病有较为明显的心理致病因素，治疗往往比较困难。

一、银屑病

银屑病（psoriasis）又称牛皮癣，是一种常见的以表皮增生为特征的，易复发的慢性炎症性皮肤病。患者以青壮年居多。银屑病很难根治且易复发导致患病率较高，虽不致死亡，但明显的鳞屑性红斑和瘙痒、刺痛等症状可严重影响患者的生活质量；如果发生在暴露部位，可影响人体的美观，进而引发患者的心理问题，影响病情的进展和康复。有资料表明，心理因素致病或加剧病情者占银屑病患者的40％～80％。

（一）银屑病的心理因素

银屑病的病因至今未明，有研究认为，引起本病的心理因素主要与患者的人格特征和情绪紧张有关。此外，遗传、环境、个人生活习惯、感染及药物均可导致银屑病的发生。调查显示(李桂霞、路云环，2006 年)，有 55.4%的患者受到过社会心理因素刺激。

1. 人格特征　具有 A 型性格特点的人，如时间紧迫感强，成功欲望强，过度敌意，常使自己处于紧张状态，易患此病。其次，内向型伴抑郁和固执的人格特征也是导致银屑病的因素之一。

2. 情绪　银屑病的发生与社会的突发事件所致的情绪紧张有关，负性生活事件的多少与强度是银屑病发病的重要危险因素。负性生活事件主要涉及家庭问题和人际交往障碍，通过影响患者病前抑郁、焦虑等情绪状态水平对银屑病的发病起作用。

（二）银屑病的心理干预

本病目前尚无根治方法，治疗只是暂时的缓解。根据引起本病反复发作的常见诱因是心理应激，心理治疗主要是尽量避免和纠正不良的激发因素。

1. 尊重并接纳患者，与患者建立良好关系。详细收集病史资料，并整理资料。

2. 对患者进行放松训练，让患者学会并掌握放松的方法，当遇到应激事件时，患者适时地使用放松技术来调整自己的心理。生物反馈治疗对该病有一定的疗效。

3. 提高患者对负性生活事件的应对能力，如工作紧张、家庭不幸、环境变迁、考试等应激事件的应对。

4. 指导患者避免在潮湿的环境中工作或居住；防止感冒、咽炎、扁桃体炎等感染性疾病。

5. 训练患者控制自己的进食行为，如减少食用鱼虾、酒精等食物或饮料。

6. 鼓励家属参与治疗，让患者寻求更多的社会支持，鼓励家属多了解本病的知识，督促及支持患者的遵医行为，多倾听患者的诉说。

7. 健康教育，让患者了解有关疾病的正确知识，解除紧张和焦虑，帮助其建立战胜疾病的信心。

8. 对于社会来说，应增加对银屑病患者的理解和支持，为其提供一个良好的生存空间。

二、寻常痤疮

寻常痤疮(acne vulgarism)又称“青春痘”、“暗疮”、“酒刺”，是一种阻塞性毛囊皮脂腺炎症。痤疮主要发生于 15～30 岁，男性多于女性，好发于面部多脂部位，影响美观。本病病程缓慢，可持续至成人期，多数人 30 岁后逐渐减轻而自愈。

（一）寻常痤疮的心理因素

发病原因尚不完全清楚。研究表明本病有一定的遗传倾向；痤疮患者负性生活事件出现率明显高于其他皮肤病患者。痤疮患者的人格特征多为内向、情绪不稳定，容易产生焦虑、抑郁、孤僻和自卑感。一般认为紧张的情绪是通过影响内分泌及免疫机制导致痤疮发生的。

（二）寻常痤疮的心理干预

痤疮患者是否就诊主要取决于患者对自身病情的主观评估，这种评估更多地建立在美容角度上，所以很多就诊患者实际并不需要治疗。临床药物治疗主要是通过抗炎、抗角化、抑制皮脂腺分泌等方法。

在药物治疗的同时，配合适当的心理干预效果较好。具体方法：①取得患者的信任，建立良好的医患关系;②通过交谈,掌握患者的心理状况,调整患者的心理状态,提示轻松的情绪和良好的心境有利于病情的恢复与好转;③帮助患者了解本病的好发年龄、发病机制、病情的变化特点、自然痊愈的可能时间,并使其清楚绝大部分是可以自然痊愈的;④纠正不良行为,调整生活节奏,合理安排生活、工作和学习,注意饮食禁忌,鼓励患者坚持治疗直至痊愈;⑤健康教育,痤疮的发生对大多数人来说是不可避免的,因此,对人群采取以健康教育为主的干预策略可以降低其发生的危险因素。如通过各种传播媒介提高人群的认识水平和自我保健意识。

三、黄褐斑

黄褐斑(chiliasm)又称"肝斑"、"黧黑斑",是面部常见的局限性淡褐色或黄褐色的色素障碍性皮肤病,形态多不规则。部分患者分娩后或停服避孕药后可缓慢消退,但大多数患者病程不定,可持续数月或数年。由于皮损位于面部,且多发于女性,造成患者不同程度的心理障碍。

(一) 黄褐斑的心理因素

黄褐斑的病因复杂,目前尚无定论。一般认为与内分泌有关,如妊娠和服用避孕药时,雌激素刺激色素细胞,使黑色素分泌量增加,并沉积于表皮细胞内而发病;但非妊娠期、男性、没有使用避孕药者也可见到典型的黄褐斑,且日晒后可使色素加深。在临床上可以观察到大多数患者具有情绪急躁、容易发怒的性格特点。我国中医理论也认为,黄褐斑是因肝气郁结,气滞血瘀所致。由此可见,心理、情绪因素在黄褐斑的发病过程中起着不可忽视的作用。

(二) 黄褐斑的心理干预

通过内服、外用药物改善细胞代谢在一些病例常获显效。心理治疗方面主要是帮助患者了解心理、情绪因素对疾病的影响,劝其遇事平和,心胸开阔,保持积极乐观向上的良好心态,树立战胜疾病的信心和耐心。有资料表明,患者对治疗失去信心,是黄褐斑经久不愈的重要原因之一。

有研究指出,建立在良好医患关系基础上的暗示疗法对治疗黄褐斑有效,主要是积极的暗示可使患者获得较好的心境,来调整和改变心理上的病态和异常行为,同时改善患者的内分泌功能,有利于疾病的康复。具体操作:①用通俗易懂的语言向患者讲解暗示治疗的目的和步骤,取得患者的合作,使患者不经逻辑思维地接受治疗者灌输的观点,并遵照执行;②暗示的种类很多,常用的有语言暗示、环境暗示、器械或药物暗示、治疗经验暗示等,治疗黄褐斑患者语言暗示与药物暗示配合效果较好,如用生理盐水或葡萄糖水与患者说"此种药物是最新治疗药物,治疗本病效果明显"(安慰剂),注射后可给患者开一些改变色素代谢的外用药物。注意避免消极的暗示,否则功亏一篑。

四、斑秃

斑秃(alopecia aerate)俗称"鬼剃头",是突然发生的一种局限性斑片状脱发。斑秃是典型的心理问题所致的躯体化表现,是一种心身疾病,目前认为可能与精神因素及自身免疫有关。临床表现为头部突然出现圆形或椭圆形斑状脱发,少数患者头发可全部脱落,亦可见眉毛、胡须、腋毛、阴毛全部脱落者。患者无自觉症状,常无意中发现,骤然发病,病程徐缓,能自行缓解，亦可反复发作。

（一）斑秃的心理因素

斑秃的确切病因不明。由于本病多在精神创伤后发生，主要可能是由于精神紧张导致毛囊缺血而造成脱发，具有内向型或不稳定型人格者发病率高。临床观察也发现，斑秃患者多有内倾、心胸狭窄、自尊心过强，遇到挫折和不公平的待遇时，心情常难以平静，甚至彻夜不眠等人格特征。本病具有一定的遗传倾向，易感基因、免疫系统的紊乱和外界环境因素等决定皮肤复杂性遗传病的发生。

（二）斑秃的心理干预

治疗斑秃的内服、外用药物很多，但疗效不明确。因随着负性生活事件的消失，精神心理状态改善，大多数斑秃可以自愈，故应加强患者的心理治疗。

心理干预的方法：①通过改变患者的思维、环境等分散患者对疾病的注意力，如琴棋书画、旅游、运动等；②在取得患者信任的基础上，消除其致病心理因素，纠正不良情绪，解除恐怖心理，增强治疗的信心；③暗示疗法，首先治疗者的神情和口吻必须坚定才能鼓励患者积极参与治疗，同时可通过一些精心设计的场景让患者"无意"中看到已痊愈的患者或听到他们的现身说法；还可根据病情选用某些药物，侧重解决患者最为痛苦的几个症状，并暗示其药效如何好，使患者看到希望；④家庭支持，家庭情境是斑秃患者身心环境的主要方面，良好的家庭氛围、和睦的家庭关系及亲人的理解关怀，对治疗可起到积极作用。

（李小霾）

13 第十三章 美容心理护理

美容心理护理是美容外科治疗中的一个重要环节。美容求术者的心理需求比较复杂，重视美容求术者的心理护理，并贯彻于美容外科手术术前、术中和术后的整个治疗过程之中，对提高美容手术的整体效果具有重要意义。医护人员只有充分掌握美容心理护理的基本概念、意义和方法、美容求术者的心理特征和心理定势与期待，才能结合美容求术者不同的心理问题做好术前心理疏导及术后心理护理；美容治疗失败会给美容求术者的心理造成巨大的创伤，医护人员要了解美容求术者对美容治疗不满意的原因，运用正确的心理护理方法，为美容治疗失败者提供最佳的心理护理。

第一节 美容心理护理概述

美容心理护理是心理学知识在美容医学治疗过程中的应用与发展。医护人员在向求术者提供服务的全过程中，针对求术者现存或潜在的心理问题，分析求术者的心理需要、把握求术者的心理状态，运用心理学的理论、方法及技术，为求术者提供关怀、支持与帮助。

一、美容心理护理的概念、意义及目的

（一）美容心理护理的概念

美容心理护理是指运用心理学与护理学的理论与方法，通过一定的程序，探索求术者的心理活动规律，影响和改变求术者的心理状态及行为，引导其向健康心理转变或心理康复的过程。

在美容心理护理的过程中，医护人员所面对的求术者都是具有独立人格的个体，他们除了先天素质的差异外，还受到后天诸多复杂因素的影响，如成长环境、生活方式、接受教育的程度、社会角色、社会实践、经济状况、宗教信仰、个人主观能动性等，同时还有病情及轻重程度差异，家庭和社会支持等方面的影响，从而使求术者构成了复杂的心理活动。对于这些心理活动，医护人员需要通过观察、分析、综合、推理、判断来认知求术者的心理状态，并且要以科学的态度、恰当的方法、美好的语言对求术者的精神痛苦、心理顾虑、思想负担、疑难问题等进行疏导，有效地改变求术者的心理状态与行为，使他们提高认知能力，增强适应性和坚定的信念，从而促进其身心向健康的方向发展。

（二）美容心理护理的意义及目的

在美容医学发展的过程中，美容医务工作者总结出美容医学新的内涵，即为了满足生物个体对于社会群体的接纳程度，以及某种生理或心理需求，为提高生物个体的生命质量及生活热情，增强生命活力的美感，以美学理论为指导，采取手术与非手术的医学手段，达到上述

目的的一门新兴的医学学科。由此可见，美容心理护理是美容治疗中不可缺少的基本过程。美容心理护理的意义有以下几个方面：

1. 帮助求术者克服体像障碍　在部分求术者当中存在一定程度的体像问题，严重者则表现为体像障碍。这些人过分看重体像，把它强调到不适当的程度，甚至由它左右自己的生活。例如有一位女士，认为自己长得丑陋，一天到晚戴着口罩，甚至不敢照镜子，成了同事眼里的怪人，后来在朋友的鼓励下做了面部美容手术，非常成功，在外人眼里已经是一位标致的美女，可她还是不满意自己的长相，整天闷闷不乐，不敢正视他人。对于这样的求术者，即使经过医学美容整形，纠正了外表的缺陷，但心理的消极体像意识也不会随之消除，必须进行心理调适才能够真正接受自己。由此可见，用美容外科手术的方法可以迅速改变容貌，但是体像障碍的改变还需要美容心理护理与之配合来解决。

2. 帮助求术者对美容治疗作出合理的选择　在美容外科的求术者当中，有一部分是不适合做美容手术，或没有必要做美容手术的。例如有一名高中女生，17 岁，年年被评为三好学生，一直是父母的骄傲。在一次活动中，该生因腹部赘肉多，被同学笑称"大肚婆"，从此她产生自卑心理，成绩直线下降，要求父母出钱供自己抽脂，并以辍学相逼。父母不同意她小小年龄就去抽脂，结果她趁父母不备，将家中银行卡偷出，到医院要求抽脂，但遭到医生拒绝，并与其家长取得联系。医生认为可能是心理疾病，建议她接受心理治疗。类似的案例，在美容外科经常可以见到。对这些不适合做手术的求术者，重要的是对他们实施心理干预，通过心理护理解除他们的心理负担，同时帮助美容求术者建立自信心，避免不必要的美容手术，也避免出现新的烦恼。

3. 帮助求术者调节好治疗前后的心理问题　对于那些符合美容外科手术条件，并决定做美容外科手术的求术者，通过心理护理帮助其对自身体像和对美容手术的局限性及可能发生的并发症有清晰的了解，消除求术者不切实际的想法和顾虑，保持良好的心态配合医生接受手术。在手术治疗前做好心理疏导，可解除他们对手术的紧张、焦虑等情绪，调动其主观能动性，积极配合手术治疗。同时对那些美容外科手术后效果不尽如人意而表现出强烈情绪反应的求术者，医护人员可通过细致耐心的心理护理，解除他们的负面心理，积极配合治疗。

美容心理护理的目的是调整求术者对手术的紧张、悲观、抑郁或过高期望等心理问题，消除或降低求术者的心理反应，提高求术者的适应和调节能力，使求术者明确认识到美容外科手术是在人体自身原有的基础上进行的，通过这种手术能改善或尽可能达到一种和谐的美，但不能像其他消费一样互相盲目攀比，只要手术后看上去比过去有改观，那么这种手术就是相对成功的。而对于有严重缺陷或畸形者，也只能通过整形手术改善其外观与功能。

二、美容求术者心理护理诊断与评估

美容心理护理诊断是根据心理学的理论和方法对美容求术者的心理状态进行全面、系统和深入的客观描述。它是实施美容心理护理的首要环节，其核心是广泛搜集资料，将求术者现存的或潜在的心理社会问题和异常生理信息有机地结合起来，分析和找出求术者存在的问题，为下一步进行系统分析和提出心理护理计划做好充分准备。只有对求术者的心理状态作出客观量化的心理评估，才能准确地分析出求术者心理问题的性质、程度及主要原因。

评估是从医护人员与求术者接触开始，对其面部表情、说话声调等各个方面进行观察，初步获得对于心理护理诊断与评估的有用信息。然后，根据不同的评定目的并按照既定的程序和方法进行正式的心理护理评估。医护人员可以借助现代心理学的研究方法和工具（如心理测验、心理测评量表等）对求术者的心理状态作出客观量化的评定。美容求术者心理护理诊断与评估方法有观察法、个案法、问卷法、访谈法和测验法。

三、美容求术者心理护理方法与技巧

美容心理护理的基本方法是以心理学理论体系为指导，以建立良好的医护患关系为桥梁，通过言语、表情、姿势及行为解决求术者的心理问题，满足求术者的心理需要，使其在良好的心理气氛中愉快地接受美容手术治疗及护理，以达到求美的目的。美容心理护理需贯穿于整个美容治疗过程当中，从美容咨询开始直至美容手术治疗结束，以及手术后恢复的过程都离不开心理护理。

（一）美容心理护理的基本方法

1. 建立良好的医护患关系　美容心理护理是在医护人员与求术者的相互交往中进行的。建立良好的医护患关系，是美容心理护理能否取得成效的关键，应该建立在相互尊重、信任、合作和平等关系的基础上。通过医护人员的语言、行动和热情来影响求术者。首先医护人员要耐心倾听求术者的诉说，对谈话的内容表示很感兴趣，设身处地为他们着想，理解他们的处境和情感，使求术者切实感到医护人员能理解其内心世界和感受；其次要注意行为举止，要以端庄的仪表、温和的态度、诚恳的语言对待求术者，善于体会他们的心境，给他们温暖、同情、关心和体贴；同时在与求术者进行接触时更要注意尊重他们的人格，防止一切不良因素给他们带来的躯体和精神痛苦，涉及求术者隐私的谈话，应在没有他人的场合进行，并对谈话内容加以保密。

2. 促进病友间良好的情绪交往　对于住院治疗的美容求术者，医护人员要积极促进病友之间建立互相帮助、支持、爱护的友谊，使病房中形成欢乐、积极的气氛，可以帮助求术者消除不良情绪，减轻痛苦。病友之间良好情绪交往，也可以为求术者了解一定的医学知识、掌握饮食及生活规律提供充足的条件。

3. 争取家属及亲友的配合　由于受中国传统思想文化的影响，美容手术有时很难被求术者的家属及亲友认可。而家属及亲友的言语、举止和情绪直接影响着求术者，其良好的情绪能给求术者以安慰和支持，不良的情绪则对求术者是一个恶性刺激。因此，医护人员在实施心理护理的同时，对其家属及亲友应进行医学美学知识的宣传，使他们懂得自己的情绪可以影响求术者的治疗，争取家属及亲友的配合。

4. 创造良好的治疗休养环境　环境直接影响着求术者的心理活动。优美舒适的环境会对求术者的心理产生良好的影响，使人心情舒畅，精力充沛，增进健康。病房是求术者诊疗、休养的场所，应保持安静，避免噪音。病房中应色调柔和、阳光充足、空气新鲜。室内陈设应整齐、清洁、美观，要注意室内外的绿化，使求术者生活在优美的环境之中。

（二）美容心理护理的技术

1. 避免使用伤害的语言　语言不仅是人们交际的工具，而且是治疗疾病的一种手段。医护人员在与求术者进行沟通的过程中，要绝对避免使用伤害的语言和不良信息等伤害性刺激，以免引起求术者强烈的情绪反应。直接或间接伤害性语言包括：对求术者训斥、指责、威胁和说求术者最怕听到的语言。例如有位求术者紧张地问护士:“我的手术有危险吗?”护士不假思索冷冷地说:“那谁敢保证?反正有下不来手术台的!”无意间给求术者带来恐惧,从而导致求术者拒绝手术。如果护士说:“任何手术都不能保证万无一失,但请你相信现在的医疗技术和医师水平,我们会尽全力保证你的手术成功的!”通过这样的语言增加求术者治疗的信心。

2. 善于使用美好的语言　通过礼貌、诚恳、友好的交谈,可以帮助求术者正确认识和对待自己的体像问题,减轻和消除消极情绪。对心情不快的求术者使用安慰性语言,给予劝导、慰抚,使求术者心情愉快,例如“你的精神很好,气色也不错哟!”、“你今天看上去好多了,很快就可以出院了!”;对心存疑虑的求术者使用鼓励性语言给予解释,使求术者解除顾虑,得到精神上的支持,增强对美容手术治疗的信心,例如“别害怕,这是个小手术,很快就会做好的!”、“别担心,这个手术是最常见的,只要你积极配合,一定会成功的!”

3. 正确运用暗示性的语言　积极的暗示可以使求术者有意无意地在心理活动中受到良好的影响,从而振奋精神,用良好的心态正确面对和积极配合美容手术治疗。要巧妙地对求术者进行积极的暗示,努力克服和避免给求术者消极暗示。例如“你的手术恢复得可真快,效果也会很好的!”、“看到你的手术这么成功,真的为你高兴!”

4. 合理应用心理治疗的方法　在美容心理护理过程中,可以合理地应用心理治疗的方法。其中心理支持疗法比较常用,这种疗法是通过对求术者进行心理上的安慰、支持、劝解、鼓励、疏导和环境调整等,达到治疗的目的。在美容外科手术治疗前用音乐疗法和催眠疗法可以消除求术者进入手术室后的紧张感,改善或消除求术者的生理和心理问题。

第二节　美容求术者的心理特征

美容外科求术者,除了具有普通外科求术者共同的心理特征外,还具有一些特有的心理反应。美容外科求术者的心理是特殊而复杂的,他们的心理期待、心理特点各有不同。有的确有明显畸形,有的基本正常,有的本身容貌并没有什么缺陷,他们由于各种原因而要求施行美容手术。一般来说,动机明确、要求合理的,其心理是正常的,只要手术后容貌有所改观,满意率是很高的;而动机模糊不清或要求过高的,其心理多半是异常的,成功的手术也可能出现求术者不满意的结果。因此,医护人员要尽一切可能完全了解美容外科手术求术者的心理状态与求术动机,以便有的放矢地采取相应的措施,确保手术成功,给求术者带来欢乐和幸福。

一、美容求术者的心理特点

(一)美容外科求术者与普通外科求术者的心理差异

1. 求术的目的与心理需求不同　普通外科求术者是在病理基础上要求解除病痛,获得正常的生理状态,求术者多有明显的形态和功能的异常,其目的是驱除疾病,由于个体差异和疾病的差异,当达到缓解症状、控制病情或延缓生命的目的时,患者即可满意。而大多数美容外科求术者是在正常的生理基础上要求增加美感达到锦上添花,或者说要求通过美容手术达到“超常”的目的,以此增加自我及他人心中的美感。可见求美是手术的唯一目的,只要求术者认为不美,心理未达到愉悦,求术目的就没有达到,就容易产生不满情绪,纠纷便可能发生。

2. 医患双方中的地位不同　普通外科的求术者只有当医方认为有必要时患方才参与进来。如手术签协议时，当患者病情发生变化时，要求参与的主要是患者家属，患者对于病程的了解是出于半知情状态，有的是医生和家属一起隐瞒患者，所以患者在医患双方的地位是相对被动的。美容外科求术者属于主动参与，他们掌握着主动权，对美容医生会提出明确的要求，他们一般是经过个人反复思考，甚至经过深思熟虑后产生的求美行为，所以要求医生尊重其个人的知情同意权，而非由其家属代替行使知情同意权，在这种医患关系中美容外科求术者的地位是较为主动的。

3. 对疗效的判断标准不同　普通外科求术者经过医生的治疗后，最后的判断标准除了患者的自觉症状外，大部分判断标准是医方提供的。多数疾病都有明确的疗效判断标准，这种标准是客观的、可量化的，医患双方都能够接受的标准，所以容易达成共识。而美容外科求术者经过美容手术后，最后的判定标准是审美标准，是主观的、模糊的。医生认为是美的，求术者可能认为不美，或者因为种种原因难以达到其要求时，容易产生意见分歧，而且美容外科手术求术者周围人群的态度有时比医生的判断标准更重要。

（二）美容外科求术者的心理类型及特点

美容外科求术者由于年龄、经历及素养的不同，其审美观、美的表达方式、美的欲望和嗜好等心态也不尽相同。重视对求术者的心理分析，注意有针对性地进行心理疏导和调整，才可能获得真正满意的美容治疗效果。根据美容求术者的心理状态与求术动机的不同，美容求术者的心理类型及特点有以下几种：

1. 合理求美型　这是美容外科求术者中人数最多的一种类型，客观上此类人群自身条件较好，面部、体型均无畸形，五官端正，与自己的容貌基本协调。他们常常希望通过手术，达到尽善尽美的目的，因此对手术后效果要求较高，他们中多数人只要求作某一部位的美容手术，如重睑、去眼袋、隆鼻、面部除皱、厚唇成形、隆乳、吸脂等。其心理特点是较为成熟、老练、持重，此类人群心态健康积极，手术动机明确，提出的要求切合实际，人格正常，心理承受能力较好，审美观正确，趋向于大众化，渴望通过美容外科手术获得姣好的容貌或是完美的身材。

2. 欲望过高型　这一类型的求术者，容貌没有明显的缺陷，但是心理欲望很高，希望通过美容手术使自己的外形更富有魅力，对手术抱有不切合实际的幻想和期望，似乎医学无所不能，脱离实际，要求把自己某部位做成某某明星一样，心理不太正常。这种以自我为中心的意识，往往拒绝医护人员及身边的人，甚至亲朋好友的劝阻。由于审美认识上的偏激，有时还会把一些猎奇形态视为美，例如有一些年轻人要求在自己的鼻子上或肚脐上带上饰环；还有一些女性要求在自己的乳房和臀部文上名字或图案。这类人应通过不同的方式，帮助他们树立起正确的审美观，并建立正确的疗效评价标准。告诉他们手术只能在原有的自身条件下予以改善或增加美感，不能脱离(自身)客观条件追求完美。对于这类求术者切不可盲目接受手术，一旦手术后达不到预期的要求，就会产生不满情绪，不能很好地配合治疗和护理。

3. 缺陷障碍型　此类求术者是由于先天原因或后天的意外造成身体缺陷，心里十分苦恼，常常会感到焦虑、自卑，迫切希望通过手术改变自己的形象。其中先天性畸形在美容求术者当中较为多见，这类求术者由于出生后就有畸形存在，从小受环境的压力，特别是长大后，心理状态变化更加明显，对自己的容貌有强烈的自卑感，情绪低沉，不愿交往，在职业选择、婚姻恋爱等方面均受到不同程度的影响，他们对手术寄予殷切的期望，有强烈的改变容貌的要求，只要手术后在原有基础上有明显的改善就比较满意，而且术后的效果往往比预期效果更好。对于那些后天由于外伤等原因造成的畸形者，由于他们是从正常变成异常，所以其心理状态常较复杂，如悲观厌世、忧郁消沉、不愿见人。就诊时，许多人都不现实地期望通过手术恢复到以前的容貌(特别是烧伤患者)。对此，医护人员应抱有极大的同情和理解，多加劝导和鼓励，并要反复征求他们对手术方案的意见，说明手术所能达到的效果，让其在心理上早作准备，正视自己的现状，正确地对待手术，力求全力配合医护人员。

4. 情绪受挫型　此类求术者大多数没有明显的疾病或缺陷，亦不能提出明确、合理的治疗要求。其求术的原因复杂，往往是在极大的心理压力驱动下来到医院。他们实际上存在许多与整形、美容无关的社会及心理问题，如社会交往、家庭关系、婚恋挫折等方面均可能是导致其前来就诊的真正动机。求术者往往企盼手术后能够提高自己的社会地位、改变工作状况、融洽家庭及改善社会人际关系、促使婚恋成功等。他们心理状态欠佳、思维不清及变化无常，往往会根据谈话内容、周围环境、气氛及情感的变化而不断地改变治疗要求。比较容易受其他人的影响或暗示，有时甚至提出许多漫无边际而又不切实际的治疗要求，如只要求英俊漂亮(吸引人)，却提不出自己容貌、形体的不足之处和手术的具体部位。对待此类求术者，医护人员首先要进行积极的心理疏导，尽量鼓励他们说出真实想法或内心感受并加以正确引导，给予同情与关注，尽可能将他们带出心理误区。切忌不可盲目附和，依从他们目标不明确的美容手术要求。由于他们寄托期望值过偏、过高，术后根本无法达到美容整形以外的目的要求，这种手术即使做得再成功，求术者仍会对手术结果不满意，往往会找出许多十分挑剔的理由进行刁难，把所有积怨发泄于为其实施治疗的医生，所以，医生对此型求术者应予以高度重视，防患于未然。

5. 心理障碍型　这类求术者来就诊时已患有精神疾病或心理障碍，也有的是抱有非正当目的前来的，他们存在着明显的病态人格，存在异常的自我认知能力。他们有的是无任何手术必要而一定要坚持手术；还有的表现出异乎常人的超凡想象力，如手捧明星照片，要求医师以此标准为其重新打造形象、改头换面；还有极少数人以敲诈为目的，用恭维或欺骗的方式急于就诊，借以达到尽快接受手术，然后恶意对医院进行告状、索赔。主动请求手术、恶意进行告状、提出高额索赔这就是所谓的“讹诈三部曲”。例如有一名 55 岁的女性，自称是某企业的经理，由于工作繁忙，只抽出几天的时间，想要做面部除皱手术，医生为其做了简单的术前检查及准备，当天即做了全面部皮肤提紧术。术后 1 个月求术者来院称其右侧面部没有知觉，是手术失误所致，要求医院给予 50 万元的经济赔偿。院方经过认真调查及医学鉴定，认为该求术者面神经损伤症状是术前原有的，不是本次手术所致，只是因术前检查不仔细而没有及时发现。事实上，该求术者是一名退休工人，于 10 年前曾患面神经炎，在精心策划和准备下来医院要求做面部除皱手术，其目的就是为术后索取高额的经济赔偿。对于此类求术者，医护人员要特别留心，手术前要认真检查，仔细询问病史，并采取心理治疗和精神治疗的方法，尽量避免为其进行手术以减少纠纷。

6. 事业需求型　这类求术者当中，大多数人面庞、五官基本上是协调的，只是为了更好地适应工作环境的某些特定需要，弥补身体某些部位的缺陷，而要求手术以增强自信心。例如部分电影、戏剧演员，中年以后为了永葆艺术青春而求术；还有一部分拟出国人员，他们想求助于美容手术，使自己装扮得年轻些或适应西方审美观。在这些求术者当中，绝大部分人动机明确，心理健康，术后能够积极配合治疗，所以一般效果较好。但也有部分求术者盲目求美，他们期望值过高、心理异常，对于这类求术者一旦实施手术，往往达不到期盼的效果而带来麻烦，因此应根据求术者不同的心理状态进行心理疏导，尽力劝说其放弃手术。

二、美容求术者的心理定势

（一）美容求术者的心理定势与美容效果评价

1. 心理定势的概念　心理定势也叫“心向”，是指一个人在一定时间内所产生的带有一定倾向的心理趋势。心理定势会影响一个人的思维方向和思维方式。正确的心理定势可以排除环境干扰，客观地判断和认识事物的本质，而错误的心理定势对于认识事物则起阻碍和干扰作用。了解心理定势的规律，目的是为了运用这一规律来认识求术者的不同的心理定势并加以正确的引导。

2. 心理定势与手术效果的评价　美容手术求术者的态度与美容手术效果的评价息息相关。美容求术者对美容手术效果的接受程度，受他们对施术者的心理定势的影响。如果求术者对施术者的心理定势是否定的，即使手术效果在客观上良好，但求术者对手术效果也可能是否定的；如果美容求术者对施术者的心理定势是肯定的，而手术效果也是肯定的，那么求术者对手术效果的态度往往也是肯定的，甚至当存在微小的缺陷时，也能取得基本肯定的态度。美容求术者对特定的美容手术或美容施术者都会形成一定的心理定势，并因此影响求术者对美容手术结果的判定。

（二）心理定势效应对美容求术者心理定势的影响

美容外科医生应掌握一些心理学知识，充分应用心理定势效应，努力促使求术者建立肯定的心理定势，以便在治疗中始终处于主动地位，有利于美容手术的顺利开展并取得满意效果。

1. 名人效应　名人的参与和指导或借助名人的威望和影响所产生的效益称为名人效应。名人效应在美容外科手术中的影响是肯定的。比如在临床上年轻医生所做美容手术，只要有教授或其他高年资的医生在场，手术往往会取得较好的效果，即使有些缺陷，只要教授稍加解释、安慰，问题即可迎刃而解。这不仅仅是因为有专家在现场指导，更重要的是满足了求术者崇拜名医的心理期盼。在医院里，年资高、职称高、学位高的医生在客观上都具有名人效应，这是求术者形成肯定定势的一个有利的前提条件。但与此同时，求术者也清楚，这类医生中并非每个人都医术精湛，即使医术水平高也并非都会尽心尽力。在求术者和施术者直接接触后，其心理意向的重点就转移到对施术者服务质量的评价上来。在这里施术者的服务质量决定名人效应能否持续，若服务质量较差，则会产生否定定势，其手术效果往往不会很顺利地被求术者接受。在手术开始前，年轻的医生由年资高的医生协助工作，往往能够避免许多不必要的纠纷。

2. 认同效应　认同效应一般包括两个方面的内容，一是看法方面的认同，二是特性方面的认同。运用认同效应可以缩短医患之间的距离，增加医患之间的情绪交换。医患间建立良好的关系，对医生判断求术者的心理状态至关重要。要想让求术者把医生当作“自己人”，医生首先应将心比心，对求术者采取关心、体贴的态度。医患间共同点越多，认同效应就越强，求术者就越容易对医生形成肯定的心理定势。

3. 方法效应　对于美容外科医生而言，方法效应就是用人性化的理念与求术者进行坦诚的交流和沟通，从而在医患之间取得心理上的共识，这种共识所产生的效应有时比医术本身还重要。从理论上讲，医患双方的目的是一致的，但在心理上距离还是很大的，表现在求术者期盼值过高，而客观上又难以达到的矛盾。要解决这种矛盾，首先，医生必须站在求术者的立场上思考问题，提出治疗方案；其次，医生要及时与求术者沟通，让求术者随时了解每次治疗的目的和程序，以便求术者有心理准备。美容外科医生只要能从这两个观点出发与求术者进行沟通，就会化解矛盾，消除疑虑，取得求术者的信任、支持和配合。

4. 模仿和从众效应　在美容手术的住院求术者中，利用模仿和从众趋势形成一个求术团体，对施术者的肯定定势具有很大意义。尽管都是住院求术者，甚至是同一类疾病的求术者，但心态并不一样。有的性格开朗，不仅自己能积极主动配合治疗，还能关心病友，帮助医护人员开展工作。对于这种良好的心态，医护人员要及时鼓励、提倡，努力促使这种精神的辐射力、影响力，并被大家模仿，在求术者团体中形成对施术者的肯定定势。相反，如果让一部分求术者的不良情绪在病房中占上风，那么就会对整个病房所有求术者的情绪产生消极影响，形成否定的心理定势。对此，医护人员应该有足够的警惕性，一旦出现这种情况，必须采取适当的措施进行疏导制止其蔓延。

5. 情感和理智效应　在促使求术者对施术者建立肯定心理定势的过程中，既要运用情感，也要运用理智。医护人员接触求术者时，首先要在感情上与之沟通，使其积极配合医护人员的治疗。此外还要运用理智分析，使求术者相信对其采用的治疗计划是符合本人情况和实际医疗条件的。只有这样，才能使求术者对施术者产生牢固、持久的肯定心理定势。

三、美容求术者的期待与满意

1. 美容求术者的术前期待　美容求术者的术前期待是指求术者对手术所要达到效果的期望。美容求术者最基本的期待是希望美容手术能够成功并获得最佳的手术效果。期待有一定的积极作用，可以对求术者产生心理上的支持，从客观上对美容手术的恢复是有利的。但当求术者期待的目标无法实现时，便会导致失望，使求术者陷入迷惘之中，出现情绪消沉现象，严重者精神崩溃，需要提前预防。美容手术求术者的术前期待比一般患者要复杂得多。譬如，一个急性阑尾炎的患者，术前不过是期待手术不要出危险，术后能消炎、止痛等。而美容求术者由于职业、年龄、所做手术、性格、审美观等不同，对手术结果的要求有高低不同的层次。

2. 美容求术者的术前期待与术后满意　研究表明，美容求术者术前的期待与术后的满意有着显著的相关性。基于美容求术者的期待与满意的关系，施术者在手术前降低求术者的期望值是一项十分重要的心理疏导工作。首先要让求术者明白，人不是物体，美容外科医生不是雕塑家，人体的变化和差异是很大的，在手术操作中的一点点变化，都会在求术者的血肉之躯上留下这种变化的痕迹。加上每个人皮肤质地、骨骼轮廓、五官比例、性情、气质、审美标准、心理期待等都是不同的，设计的形象只能是一种理想化的方向。所以，对待手术效果中出现的某些不尽如人意的地方，应该有一个预期。无论对美容手术的直接效果，还是间接效果，都不能有理想化的预期。评估和调整求术者对手术结果的期待水平，是手术设计的重要组成部分。美容手术施术者要拒绝求术者对手术的不合理期待，帮助他将期待调整到合理的水平。任何理想化的期待都是不现实的，而不现实的期待就会导致不满意的结果。

第三节　美容求术者的心理问题及护理

在求术者中，大部分人的心理健康状态是良好的，能与医护人员很好地配合并诚恳认真地听取医生的安排，从而使手术取得良好的效果；但也有一些求术者存在一定的心理问题，例如体像障碍、人格障碍、焦虑和恐惧、矛盾和多疑、求术动机不明及期望值过高等，对于存在心理问题的求术者，要及时做好术前的心理疏导和手术后的心理护理，以便手术能取得满意的效果。

一、美容求术者常见的心理问题

1. 体像障碍与容貌缺陷心理　在美容外科求术者当中，有一部分求术者存在体像障碍与容貌缺陷心理问题。其中体像障碍者很明显的特点是不用一般的审美眼光来看待自己，总是对自己的五官或其他部位不满意，总是想通过美容手术来改变它，即使是原本很好看的容貌也不满意，并不惜以多次手术为代价来实现连自己也说不清楚的所谓美的形象。容貌缺陷者最主要的心理问题就是自惭形秽的自卑感，而自卑感的主要表现是自我否定，特别是当对容貌缺陷的改变无望时，这种情绪反应会更强烈。甚至由此而产生悲观、厌世和失去希望等心态。对于这种心理问题的求术者，医护人员要积极帮助他们树立信心，增加战胜缺陷的勇气，引导求术者认识到手术只能改变身体某种部位的外形，而真正的美不在外形而在心灵。

2. 焦虑和恐惧　美容外科手术对求术者是一种心理刺激，大多数求术者对手术有害怕和顾虑心理。临近手术时，求术者的心理负担加剧，心情紧张，更加焦虑恐惧，甚至坐卧不安，夜不成眠。有的人会不断向医护人员询问自己的手术时间和方案，还有的人担心是不是在手术过程中会出现意外、出现疼痛等情况，也有的人会担心手术并发症和手术效果等。这些问题大多与求术者心理负荷过重有关。求术者常常出现血压增高、心率增快、面色苍白、肌肉紧张等症状。因此，在手术前要对这些求术者进行术前心理护理，必要时可进行心理治疗，有针对性地帮助求术者稳定情绪，引导其对术后的美好生活的向往，讲解术中配合的重要性，鼓励求术者勇敢地接受挑战，以积极的态度配合手术。

3. 矛盾和羞怯　美容外科求术者一方面希望手术能达到自己的目的，能一劳永逸地改善自己的容貌，同时又担心周围的亲朋好友不理解而招致非议，因此，对周围特别是医护人员的语言、表情非常敏感。还有部分求术者不愿意让别人知道自己做过手术，哪怕是自己最亲的人。因此在美容咨询过程中，医护人员首先要掌握求术者的美容需求和心理状态，让求术者了解美容外科的相关知识，以通俗易懂的语言耐心讲解手术的必要性和可行性。同时也要以平等的态度尊重其隐私权，谢绝其他求术者好奇的询问，向求术者解释保守医疗秘密是医护人员医德的基本准则，使其放下思想包袱接受手术。

4. 期望过高甚至抱有幻想　由于求术者对美容手术知识的缺乏和对美丽外形的渴望，对手术效果往往抱有不切实际的幻想，期待手术后自己就会由“丑小鸭”变成“白天鹅”，幻想术后就会脱胎换骨重造形象，“一刀”改变人生。对于这类求术者，应耐心地解释、讲解手术方式以及可能达到的效果和出现的问题，使求术者能正确对待手术，术后能正确评价效果。

5. 整容成瘾　有一些求术者做完一种手术又急着做另一种手术，割双眼皮、隆鼻、隆下颏、隆胸……并且无法停止，这是一种强迫性的不正常观念所致，他们往往都有其特定的人格，最突出的就是“完美主义”，凡事要求“十全十美”，常常对自己、对别人要求过高，怀疑和否定自我，缺乏自信心，常因此而无法接受自己强烈矛盾的内心冲动欲望，导致整容成瘾。对于这类求术者，如果情况较轻可以通过自我调节来缓解，多进行放松和自我沉静，必要时可以向专业人员进行咨询，如果情况较为严重，则需要进行心理治疗。

6. 美容手术动机错误　美容手术的动机是为了获得一个正常或者更加完美的体态和容貌，这似乎是毋庸置疑的。但一部分求术者却是带着一种与人攀比或取悦他人的目的来做手术，他们的手术动机明显不合理。对于此种类型的求术者，美容治疗师要切忌急于手术，最好的方法是提出几个问题，使其在问答中冷静思考，待弄清楚问题之后，再与其讨论手术方案。

二、美容求术者手术前心理疏导

在美容手术前医护人员通过对求术者的心理评估，了解其职业、心理、要求和就诊想法及目的后，再细心地向求术者介绍手术方式以及各种不同术式的优缺点，说明麻醉的效果与手术的安全性，减轻求术者紧张、恐惧心理。向求术者说明术前需要做些什么准备，可能会出现的手术后反应，降低求术者对手术效果的预期，耐心解答求术者的每一个问题，并尽量满足求术者的心理需求，同时帮助求术者对手术产生肯定的心理定势，从而使求术者积极配合，放下心理包袱顺利完成手术。

1. 降低美容求术者的期望值　由于求术者的期望值对术后的满意度影响极大，因此手术前降低求术者期望值的心理疏导工作显得十分重要，医护人员要针对求术者的手术动机、需求、性格特点及心理状态，帮助求术者树立正确的审美观，不失时机地进行心理干预和疏导，有针对性地与求术者进行沟通。特别是对于自恋型的求术者，更要重点疏导，因为此类求术者容易将事情看得理想化，存在一定的幻想，似乎医学美容无所不能，能将一切丑陋化为美丽。所以美容医护人员应特别注意科学而真实地宣传美容外科的实际功效，纠正美容求术者不切实际的幻想。

2. 调整美容求术者的情绪　对于存在明显焦虑、恐惧不安等心理状态的求术者，首先要做好手术前的心理疏导工作，向求术者解释手术的目的、方法、过程及可能的效果，以前类似手术的成功率。同时也要说明可能出现的风险及防范方法，使求术者有充分心理准备。对于存在较严重焦虑心理的求术者，必要时可借助音乐、瑜伽等放松方法进行心理指导训练，使求术者通过肌肉放松达到情绪稳定的目的。

3. 对美容手术必要的说明　有些美容求术者对美容施术者过分信任，术前表现出心情十分轻松。这种类型的求术者，把美容手术看得十分简单，对术后的并发症以及可能出现的意外缺乏足够的认识和心理准备。一旦手术出现问题，由于心理落差太大，往往把怨气一下子集中在施术者身上。因此，医护人员必须在术前将手术的作用与意义以及可能出现的问题向求术者详细说明，决不能因求术者的信任而对他们草率承诺。同时要签字同意手术方案、明确双方的责任后方能实施手术。

4. 激发求术者肯定的心理定势　对持有肯定心理定势的求术者，要如实告知手术方法、过程及可能出现的效果、不良反应甚至意外情况，让求术者有一定心理准备，一旦出现手术效果不甚满意或有明显失误时，也能得到求术者的理解。而对于手术前持否定心理定势的求术者，医护人员应详细了解其否定心理定势形成原因，比如有的求术者曾做过类似手术，但有手术失败和效果较差的经历，还有的求术者是听到、看到手术失败而毁容的病例报道而存有戒心，甚至有的求术者曾经受过严重心理创伤，如童年痛苦经历、毁容经历、性虐待经历等，他们对事物的认识会表现出明显偏差。对此类求术者不能急于手术，应对他们进行必要的心理调适，开导、劝慰和说服，必要时还可通过精神分析、认知疗法等方法进行心理治疗，使求术者达到情绪稳定，基本放弃否定的心理定势。

5. 满足求术者合理的心理需求　对于那些对美容手术动机比较明确，心态比较积极，提出的要求也比较切合实际的求术者，应该给予心理上的满足。比如有一部分求术者迫切希望到知名度高的权威美容整形机构或由较高威望的医师为其实施手术，这就是明显的择优心理。对求术者的这种择优心理，只要他们提出的要求是合理的，则应给予最大限度的满足，促使求术者以肯定的心理定势来配合施术者完成手术。

三、美容求术者手术后的心理反应与护理

（一）美容求术者手术后心理反应过程

1. 情绪不安阶段　普通外科手术结束后，求术者大多会有解除疾病后的轻松感，而美容手术求术者则不同。一般在手术后一周内，由于对手术后容貌变化的不确定，会出现焦虑、抑郁等消极情绪。有时也会因为手术后不同程度的组织反应如局部水肿等，而影响了形态，求术者会误以为是手术不成功，特别是有的求术者术后会有一段时间比手术前更难看，这就需要医护人员在术前说明、术后疏导，让求术者解除负担，安心恢复。

2. 情绪敏感阶段　当渡过了手术后短期的局部组织水肿等形态变化后，大多数求术者对手术的效果是满意的。然而，尽管求术者认定手术是成功的，但也会因容貌发生突然的改变而产生一段情绪敏感的特殊心理时期。尤其对容貌改变较大的求术者，这种心理变化的时间持续会更长。他们会害怕被别人取笑、歧视，甚至担心周围的人不能接受。这一阶段的反应往往与手术前的心理疏导不成功有关。

3. 情绪稳定阶段　一个成功的美容手术，求术者在经历了以上两个心理过程之后，随着时间的推移，其容貌的改变已经逐渐被认可，同时也重新适应了周围的环境，对美的追求得到了满足，产生了相应的美感愉悦以及心理平衡。他们会表现出自信心增强，害羞感降低，接受了自己的容貌变化。

（二）美容求术者手术后的心理反应及心理护理措施

1. 焦虑紧张　由于手术的创伤，求术者会有一些不适应，如伤口疼痛、局部水肿、感觉异常及敷料包裹不适等，另外在麻醉药作用消退以后，求术者一般会感到疼痛。常常表现为焦虑不安，希望多用药物缩短疼痛期。对此，医护人员要向求术者介绍有关医学知识和手术后一些基本情况，用相关照片或其他美容求术者的实例有针对性地解释，必要时请已康复患者现身说法，让其认识到焦虑急躁对正常恢复、确保疗效是无益的。同时也应传达一些有利的信息，或者施以暗示等心理治疗方法，从精神上给予积极的鼓励和支持，以免手术后出现过度痛苦和焦虑紧张情绪。

2. 敏感多疑　求术者在手术后总是担心手术的效果不佳，因此心理极其敏感，并常常在医生眼神、讲话语调、其他人看法中捕捉信息，推测自己的手术效果。因而常常精神紧张、心情烦躁，担心手术一旦失败，后果不堪设想。对于这类求术者，一定要据实说明治疗效果，

切不可夸大疗效。应耐心细致地向求术者解释，让求术者理解这些反应在术后恢复期是正常的，并非手术失败。积极帮助求术者解除情绪障碍，使其树立信心，消除疑虑，调整情绪。

3. 急躁恐惧　恐惧是求术者对美容手术预期效果不佳，或对手术的方法不易接受，或对恢复过程中出现的正常症状不能理解所表现出来的强烈情绪反应，会出现心跳加快、面色苍白，甚至全身战栗、大汗淋漓及躁动不安等症状。这些都会给手术后期的治疗造成困难。对此，医护人员要善于疏导，安抚情绪，对有高度恐惧心理的求术者，应暂停一些治疗措施，待其逐渐解除恐惧心理后再进行治疗。

4. 后悔失望　求术者在手术后的恢复过程中出现的变化，或者是对手术后容貌的改变一时无法接受时，就认为是手术失败了，甚至认为术后还不如术前的状况好。因此往往会产生后悔失望的心理，尤其是那些后天畸形求术者，曾经拥有"美"的过去，心理上处于一种高度的审美注意状态及怀旧感，对手术后的失望就会更加强烈。他们轻者寡言少语、闷闷不乐、有自责也有埋怨；重者抑郁、恼怒、语言失态不可控制。个别表现出绝望乃至自杀的心理，例如有一名33岁的女性，是职业模特，因车祸而失去了大部分鼻翼，医生为其施行了鼻翼修补术，当拆线后她发现自己的鼻翼尽管已经被修补了，但还是很难看，与往日美丽的容貌无法相比，于是就产生了自杀的心理，曾经多次想要跳楼。对于存在这种心理倾向的求术者，医护人员一方面要做好相应的解释工作，一方面要审慎地采取必要的补救措施，并应求助于社会及家属的力量，从多方面进行疏导，以免酿成不可挽回的后果。

（三）美容手术后求术者的心理调适

美容手术后的心理疏导主要是解决求术者对手术的评价问题。美容手术后求术者的心理问题较为突出，一方面治疗后疼痛和不适会持续一段时间，甚至有一些治疗的疼痛和不适较为严重，而大多数治疗的效果有待恢复后才能准确认知。此时求术者既要忍受机体的痛苦，又无法立即体验治疗带来的审美愉快和满足，心理状态很不稳定。另一方面，即使伤口恢复后，对于术后容貌的变化也有一个认识、评价和接受的过程。即使求术者对治疗感到满意，对新容貌也要有一个心理适应过程。因此美容手术后，医护人员紧接着就要实施心理护理，帮助求术者渡过治疗后的心理适应期。如果出现严重的心理不适，就必须进行美容心理咨询和治疗。如果美容治疗失败，除了采取必要的补救措施之外，还必须对求术者做好心理疏导工作。下面的方法可以帮助求术者术后心理恢复：

1. 告诉求术者如何面对他人的评论　当美容手术后，求术者以崭新的外貌形象面对亲朋好友时，一定要有心理准备，新外貌形象也许会给求术者带来不少难题。这些难题可能包括：爱你的人也许不会夸奖你，朋友和家人也许不会欣赏你。手术结果肯定会引起别人的许多评论，通常这些评论都不是支持求术者的。因此，作为求术者要学会如何面对七嘴八舌的评论，"这是我自己的事，我对手术结果非常满意。"只要求术者自己对手术后的形象感到满意，这样的手术就是成功的。

2. 让求术者预知手术后的郁闷　手术后初期，求术者的心情会很糟糕、很郁闷。调整好求术者的情绪，需要相当一段时间。通常卧床3日，体力开始恢复，但外貌改善尚待数日乃至数周。对于那些分期手术者尤其明显，他们必须接受尚未完成的"中间期形象"，直到手术完成。另外，求术者的情绪还会受改变了的形象的影响。比如手术对其形象改变比较大时，拆线后面对镜中面容会产生陌生感，要让求术者学会接受改变后的样子。

3. 帮助求术者找到感情上可信任的人　手术后即使是最具有独立性的人，也需要感情上的支持。有些人会对求术者的手术持批评意见，有些人会对术后暂时的青紫和肿胀的样子过分敏感。还有一些人会说："我喜欢你原来的样子"，或者"你真的不需要做手术。"如果以上这些人主动提出帮助求术者，一定要让求术者婉言谢绝他们，因为他们只能会使求术者的情绪更坏，更加后悔和自责。特别是在手术后的早期，尤其如此。所以，作为医护人员要主动帮助求术者渡过这一困难的时期，让其思想集中到做手术的主要理由上去，坚信自己的选择。

第四节　美容治疗失败者的心理及心理护理

美容手术失败分两种情况，一种是客观的美容手术失败，即广义的美容手术失败，是美容专业医护人员、求术者周围人群以及本人均认为手术未达到预期效果或存在并发症等；另一种是主观的美容手术失败，即狭义的美容手术失败，是美容专业医护人员、求术者周围人群认为手术是成功的，但求术者本人不予认可。这两种美容手术失败者的心理状态有不同的特点，心理护理也有所不同。对于客观性美容手术失败者应以手术为主，心理护理为辅；而对主观性美容手术失败者则应以心理护理为主。

一、美容求术者对治疗不满意的原因

（一）美容求术者自身方面的原因

1. 求术者对治疗效果的期望值过高　有的求术者误以为手术是万能的，希望通过手术改变原来的面貌，并幻想手术能天衣无缝，或希望不留下一点手术的痕迹，或希望手术后变得像某某明星一样漂亮。他们往往把外貌的改变完全寄希望于手术，而不考虑一些原有的外貌基础，或者受一些虚假医疗广告的误导，期望达到现代医学无法达到的程度。抱着不切合实际的想法，过分追求完美。这种对美容手术期望值过高的人，往往会对手术结果不满意。因此对于这类求术者，在手术前要通过多种方法调整他们不正确的心理，并加以疏导。

2. 求术者的医学与美学知识不足　有的求术者对于医学知识了解不足，或者是医护人员疏于解释，致使求术者在恢复期心理准备不足。如皮肤磨削术后有较长时间的色素沉着，重睑术后有一定的肿胀导致显现过宽或有失自然等，出现这些症状则认为是美容手术失败；还有一些求术者美学知识不足，且缺乏正确的审美观。如一些女性不依据自身条件，要求医生为她做一个欧式的双眼皮，还有一些人认为鼻梁越高越好。关于这些情况，手术前必须向求术者交代清楚，耐心解释，并广泛宣传医学与美学的知识，提高求术者的审美意识，减少不满意手术的发生率。

3. 中年人容易对治疗结果不满意　在美容手术中，中年求术者占求术者的很大一部分，然而，由于中年人处在一个特殊的生理时期，内分泌的异常引起心理上的变化，表现为情绪不稳定，容易激动，并且对医务人员的语言、表情非常敏感，当周围的人议论其容貌改变时，易理解为手术效果不好。因此对这些求术者提出的手术要求，作为施术者一定要慎重，应多与他们沟通，多给予理解和尊重，注意与他们交谈时的用词及表情，重视和采纳他们的合理要求。

4. 求术者之间的互相攀比　在住院的求术者中，若一位医生给两位求术者做同一种美容手术，虽然手术都成功，但也可能出现一位求术者不满意，原因在于求术者之间的互相攀

比。他们往往忽视了个体差异，因为即使使用同样的设备，采用同样的方法，进行同样的手术，不同的个体，治疗效果也是不同的，甚至有很大的差别，这就是所谓的个体差异，这是医疗纠纷中的常见问题。在很多时候，求术者自身的修复、康复能力甚至起决定性的作用，如果求术者的自身修复能力强，手术效果当然会好一些，而求术者自身修复能力差的手术效果肯定要差些。因此要通过心理护理等手段，让求术者正确认识医疗美容，积极与医师配合。一般情况下这种求术者的不满意常常是短暂的，这与手术后求术者心理改变有关。

5. 求术者的人格问题　有人格障碍的求术者，即使手术非常成功，他们也可能提出这样或那样的不满意。边缘型人格障碍、自恋型人格障碍、偏执型人格障碍等求术者较之于正常人群，明显对美容手术满意度低。这类求术者一旦接受手术，往往都被认为是“失败”的，在临床上会经常遇到这样的情况，手术本身没问题，术后的形态效果也很好，但是求术者对手术还是吹毛求疵，提出一些不合理的要求。

例如一位35岁的女性求术者，初中学历，个体经营者，自认为鼻梁较低，要求做隆鼻手术。医生用硅胶假体为其做了隆鼻手术，但术后8个月，求术者再次来院，主诉隆鼻效果不佳，鼻根部过低，要求更换鼻假体。按照求术者要求于当日完成手术，求术者满意而归。但术后7个月，求术者再次来院要求进行鼻假体置换手术，主诉鼻部形态不理想，鼻梁过于直挺，不自然。医生再次详细听取了求术者的意见，于当日在局麻下行“鼻部硅胶假体置换术”，手术按照求术者术前要求，取出原硅胶假体，更换新的鼻部硅胶假体，并修整雕刻为自然的曲线形态。术后第7天，求术者来院，自觉效果仍不满意，称鼻部仍显得过于呆板，强烈要求手术取出假体。医生向求术者耐心解释说明目前肿胀尚未消退，看不出手术效果，但求术者哭诉无法忍受过于呆板的鼻梁，苦苦哀求医生取出假体，重新手术。该求术者有强迫型人格障碍，过度重视和夸大身体的某一个部位，而忽视整体的存在，每次手术医生都是按照求术者的要求完成，即使再次手术，重新更换假体，求术者很可能仍在某些方面表示不满意，提出进一步修整的请求。因此，医护人员一定要对求术者做好心理分析，如果发现有人格障碍，则要通过照片、举例等方法拒绝手术，以免带来不必要的纠纷。

（二）美容医护人员方面的原因

有少数医生为了炫耀自己的医术高明或为了经济利益，在美容手术之前不切实际，夸大治疗效果，而不是把客观的结果说出来，甚至隐瞒并发症的可能性。最后，手术虽然成功了，但手术出现了不尽如人意的地方，求术者则会不满意。还有一种情况就是，施术者自身的医术不精，没有足够的把握就为求术者施行了手术，结果导致手术失败。

二、美容治疗失败对求术者的心理影响

大多数的美容求术者在做美容手术前都要经过激烈的思想斗争，他们往往要克服许多心理负担，比如家人、朋友是否认可，手术是否会达到预期的效果，担心出现意外等等。因此，美容手术的求术者有着与普通外科求术者不同的心理压力，如果遭遇手术失败的打击，则会带来十分消极的心理反应，并表现出一些严重的心理问题。

1. 心情焦虑和多疑　手术失败所致的容貌缺陷，使求术者焦急多虑、心事重重，常常坐卧不宁、心烦意乱、迷茫无助，对外界事物失去兴趣，甚至有的自感丑陋无法面对周围的人，感觉不能抛头露面继续工作等。有时求术者还会产生神经过敏、疑神疑鬼的消极心态，周围人的一个眼神或议论也会让其感觉是对他的蔑视。

2. 性格自卑和怯懦　美容求术者由于先天或后天性伤残造成外形的破坏以及长期以来的心情压抑，多数人都有自卑心理，希望通过手术改善自己形体外貌上的缺陷，树立信心，维护自尊，获得新生活的勇气。然而，手术失败使求术者的希望破灭，自卑感加重，并表现出胆怯、怕事、懦弱和拘谨的性格特征。

3. 心理闭锁和冷漠　美容求术者由于自身容貌的缺陷，已经自觉不如别人，孤独感自然会形成，在心理上和行为上将自己与他人分隔开来，表现为不爱与人交往或情感隔离。而美容手术失败的打击会使求术者刚刚敞开一条缝隙的心灵门户更加紧密地封闭，他们表现出对人、对事更加冷淡漠然的心态。

4. 情绪抑郁和消沉　美容治疗失败者常常怀有自暴自弃、自卑自责、忧愁郁闷和回避他人等消极心理。严重者还会患抑郁症，其情绪极端消沉、沮丧、忧郁、焦虑或紧张。他们对人、对事缺乏应有的兴趣、心灰意冷，终日沉湎于自己的创伤性体验中。

5. 暴躁不安和冲动　由于美容手术失败的刺激，会使个别求术者失去理智，表现出焦躁不安、心烦意乱、暴躁如雷的行为反应。有时也会出现对他人有意挑衅、侵犯或对事物有意损毁、破坏等攻击倾向。

另外，女性对美具有很强的敏感性，其美感较细腻，有互感性，易受暗示，喜欢模仿。而女性的自信程度比男性低，在遭遇美容手术失败的打击时，所受心理创伤更为严重。

三、美容治疗失败者的心理与心理护理

（一）客观美容治疗失败者的心理与心理护理

1. 客观美容治疗失败患者的心理特点　虽然客观美容治疗失败者在临床上较少见，但其心理反应却很强烈。主要表现在以下四个方面：

（1）悔恨心理：悔恨当初做这个手术，造成“一失足成千古恨”的后果。这种悔恨的心理常常表现为无理取闹、得理不让人的失态举动，甚至出现以死相逼的极端行为。

（2）悲观心理：美容治疗失败的结果，使他们求美的幻想破灭，思美的愿望落空。而对今不如昔的面貌，心情沉闷、悲观失望，对生活失去信心。他们羞于启齿自己因求美而变丑的事实，躲避熟人，把自己捆绑在因美容治疗失败而无法见人的阴影之中不能自拔。

（3）恐惧心理：如果说美容治疗失败者还有希望的话，那就是采用再次手术的方法进行补救。然而“一朝被蛇咬，十年怕井绳”，他们期盼着进行再次手术，但又害怕再次手术，因为担心手术再次失败而毁容。所以他们因恐惧而犹豫甚至拒绝再次手术。

（4）期盼心理：尽管对再次手术存有种种恐惧和顾虑，但大部分美容治疗失败者还是期盼尽快再次手术，以便早日从美容治疗失败的心理压力中解脱出来。所以他们在悔恨、悲观、恐惧中始终怀有极大的补救心理。

2. 客观美容治疗失败者的心理护理　由于美容治疗失败的心理创伤，使求术者心理变化反复无常。所以医护人员应该摸清他们的心理变化特点，有针对性进行积极的疏导。

（1）同情体贴，取得信任：客观美容治疗失败的求术者，普遍对医护人员存有抵触情绪和排斥心理。在这种情况下进行心理护理，首先必须以同情的态度关心和照顾他们，设身处地地站在他们的立场上讲话，引导他们把心里的怨气和想法倾诉出来。只有让他们感到你是在帮助他时，心理护理才能起到作用。

（2）客观公正，合理支持：在对求术者表示同情和安慰的同时，医护人员在与他们的接

触中应给予求术者热情的接待，耐心解答其问题。对他们的合理要求一定要明确地支持，切不可再次伤害美容治疗失败者已经受伤的心。

（3）消除恐惧，树立信心：医护人员在进行心理护理时，切忌讲空话和没有把握的许诺，应该用成功的类似病例与他们共同研究再次手术方案，启发他们尽量把内心的疑虑和担心讲出来，使求术者正确认识再次手术的必要性和成功的可能性，消除恐惧心理，并可辅助类似情况的手术照片资料等，使求术者树立再次手术的信心，使其主动配合再次手术。

（二）主观美容治疗失败者的心理与心理护理

由于主观美容手术失败，不是手术本身的问题，而是求术者的心理问题，因此对于这部分求术者，心理护理尤为重要，决不能只强调手术没问题而放松或放弃术后的心理护理。

1. 主观美容治疗失败者的心理特点

（1）神经敏感，自觉异常：求术者或因术前期望值过高或因审美观的差异而导致审美感受不同，总觉得术后的效果不理想、不满意，而提出种种手术本身无法达到的要求。如感觉不自然、不顺眼、不理想等，并由于这些连自己都说不出来差在哪里的感觉而导致庸人自扰的烦躁心理。

（2）猜疑多虑，无据而责：把术后的正常反应视为手术失败所致，对医护人员抱有抵触情绪。表现最突出的是怀疑施术者的诚意、怀疑术后的治疗方法、怀疑手术材料有毒等。

（3）过于理想，要求完美：这类求术者因为永远也达不到自己想象中的模糊标准，所以由对施术者的抵触情绪而转向对医院的不信任。因此常常托亲友四处寻医，不安心治疗，异想神医妙手，满足自己求美的幻想。

2. 主观美容治疗失败者的心理护理　对于主观美容治疗失败者的心理护理，主要是帮助他们从幻想回到现实。

（1）帮助求术者树立正确的审美观：医护人员要引导他们认识到美的第一要素是健康，美是一种自我感觉，只要把心理调整到和谐状态，美就会由此而发。通过求术者的家庭背景、社会环境，对求术者的精神状态和审美观形成一个初步分析，利用图片模型和周围人群作对照，引导求术者形成正确的审美观。

（2）帮助求术者走出自卑阴影：医护人员应耐心听取求术者的述说，仔细解答，使求术者正确认识自我，帮助他们走出自卑阴影，勇敢地面对人生。

（3）帮助求术者辅助药物治疗：对一些有不健康心理状态的求术者，在心理护理的同时，也要给予一些必要的药物治疗，可以缓解症状，使他们的心情平静下来。

（李雪飞）

附录1 90项症状自评量表(SCL-90)

指导语:以下表格中列出了有些人可能会有的问题,请仔细地阅读每一条,然后根据最近1星期以内下述情况影响您的实际感觉,在5个方格中选择一格,划一个"√"。

序号	题目	没有	很轻	中等	偏重	严重
1.	头痛	□	□	□	□	□
2.	神经过敏,心中不踏实	□	□	□	□	□
3.	脑中有不必要的想法或字句盘旋	□	□	□	□	□
4.	头晕或晕倒	□	□	□	□	□
5.	对异性的兴趣减退	□	□	□	□	□
6.	对旁人责备求全	□	□	□	□	□
7.	感到别人控制您的思想	□	□	□	□	□
8.	责怪别人制造麻烦	□	□	□	□	□
9.	忘性大	□	□	□	□	□
10.	担心自己的衣饰整齐及仪态的端正	□	□	□	□	□
11.	容易烦恼和激动	□	□	□	□	□
12.	胸痛	□	□	□	□	□
13.	害怕空旷的场所或街道	□	□	□	□	□
14.	感到自己的精力下降,活动减慢	□	□	□	□	□
15.	想结束自己的生命	□	□	□	□	□
16.	听到别人听不到的声音	□	□	□	□	□
17.	发抖	□	□	□	□	□
18.	感到大多数人都不可信任	□	□	□	□	□
19.	胃口不好	□	□	□	□	□
20.	容易哭泣	□	□	□	□	□
21.	同异性相处时感到害羞、不自在	□	□	□	□	□
22.	感到受骗、中了圈套、有人想抓住你	□	□	□	□	□
23.	无缘无故地突然感到害怕	□	□	□	□	□
24.	自己不能控制地发脾气	□	□	□	□	□
25.	怕单独出门	□	□	□	□	□
26.	经常责怪自己	□	□	□	□	□
27.	腰痛	□	□	□	□	□

续表

序号	题目	没有	很轻	中等	偏重	严重
28.	感到难以完成任务	□	□	□	□	□
29.	感到孤独	□	□	□	□	□
30.	感到苦闷	□	□	□	□	□
31.	过分担忧	□	□	□	□	□
32.	对事物不感兴趣	□	□	□	□	□
33.	感到害怕	□	□	□	□	□
34.	感情容易受到伤害	□	□	□	□	□
35.	别人能知道您的私下想法	□	□	□	□	□
36.	感到别人不理解你，不同情你	□	□	□	□	□
37.	感到他们对你不友好，不喜欢你	□	□	□	□	□
38.	做事必须做的很慢以保证做的正确	□	□	□	□	□
39.	心跳得很厉害	□	□	□	□	□
40.	恶心或胃部不舒服	□	□	□	□	□
41.	感到比不上他人	□	□	□	□	□
42.	肌肉酸痛	□	□	□	□	□
43.	感到有人监视你、谈论你	□	□	□	□	□
44.	难以入睡	□	□	□	□	□
45.	做事必须反复检查	□	□	□	□	□
46.	难以作出决定	□	□	□	□	□
47.	怕乘电车、公共汽车、地铁或火车	□	□	□	□	□
48.	呼吸有困难	□	□	□	□	□
49.	一阵阵发冷或发热	□	□	□	□	□
50.	因为感到害怕而避开某些东西、场合或活动	□	□	□	□	□
51.	脑子变空了	□	□	□	□	□
52.	身体发麻或刺痛	□	□	□	□	□
53.	喉咙有梗塞感	□	□	□	□	□
54.	感觉没有前途、没有希望	□	□	□	□	□
55.	不能集中注意	□	□	□	□	□
56.	感到身体的一部分软弱无力	□	□	□	□	□
57.	感到紧张或容易紧张	□	□	□	□	□
58.	感到手或脚发重	□	□	□	□	□
59.	想到死亡的事	□	□	□	□	□
60.	吃得太多	□	□	□	□	□
61.	当别人看着您或谈论您时感到不自在	□	□	□	□	□
62.	有一些不属于您的想法	□	□	□	□	□
63.	有想打人或伤害他人的冲动	□	□	□	□	□
64.	醒得太早	□	□	□	□	□
65.	必须反复洗手、点数目或触摸某些东西	□	□	□	□	□

续表

序号	题目	没有	很轻	中等	偏重	严重
66.	睡得不稳、不深	□	□	□	□	□
67.	有想摔坏或砸坏东西的冲动	□	□	□	□	□
68.	有一些别人没有的想法或念头	□	□	□	□	□
69.	感到对别人神经过敏	□	□	□	□	□
70.	在商店或电影院等人多的地方感到不自在	□	□	□	□	□
71.	感到任何事情都很困难	□	□	□	□	□
72.	一阵阵恐惧或惊恐	□	□	□	□	□
73.	感到在公共场合吃东西很不舒服	□	□	□	□	□
74.	经常与人争论	□	□	□	□	□
75.	单独一人时神经很紧张	□	□	□	□	□
76.	别人对您的成绩没有作出恰当的评价	□	□	□	□	□
77.	即使和别人在一起也感到孤单	□	□	□	□	□
78.	感到坐立不安、心神不定	□	□	□	□	□
79.	感到自己没有什么价值	□	□	□	□	□
80.	感到熟悉的东西变得陌生或不像是真的	□	□	□	□	□
81.	大叫或摔东西	□	□	□	□	□
82.	害怕自己在公共场合晕倒	□	□	□	□	□
83.	害怕别人想占你的便宜	□	□	□	□	□
84.	为一些有关性的想法而苦恼	□	□	□	□	□
85.	您认为应该为自己的过错而受到惩罚	□	□	□	□	□
86.	感到要赶快把事情做完	□	□	□	□	□
87.	感到自己的身体有严重问题	□	□	□	□	□
88.	从未感到与他人很亲近	□	□	□	□	□
89.	感到自己有罪	□	□	□	□	□
90.	感到自己的脑子有毛病	□	□	□	□	□

附录 2

抑郁自评量表(SDS)

姓名	性别	年龄	编号
诊断		日期	第　　次评定

填表注意事项：下面有二十条文字，请仔细阅读每一条，把意思弄明白。然后根据最近一星期的实际情况在适当的方格里划上“√”，每一条文字后有四个格，表示：1. 没有或很少的时间；2. 少部分时间；3. 相当多的时间；4. 绝大部分或全部时间。

序号 题目	1	2	3	4
1. 我觉得闷闷不乐，情绪低沉	□	□	□	□
* 2. 我觉得一天之中早晨最好	□	□	□	□
3. 我一阵阵哭出来或觉得想哭	□	□	□	□
4. 我晚上睡眠不好	□	□	□	□
* 5. 我吃得和平常一样多	□	□	□	□
* 6. 我与异性密切接触时和以往一样感到愉快	□	□	□	□
7. 我发觉我的体重在下降	□	□	□	□
8. 我有便秘的苦恼	□	□	□	□
9. 我心跳比平时快	□	□	□	□
10. 我无缘无故地感到疲乏	□	□	□	□
* 11. 我的头脑跟平常一样清楚	□	□	□	□
* 12. 我觉得经常做的事情并没有困难	□	□	□	□
13. 我觉得不安而平静不下来	□	□	□	□
* 14. 我对将来抱有希望	□	□	□	□
15. 我比平常容易生气激动	□	□	□	□
* 16. 我觉得作出决定是容易的	□	□	□	□
* 17. 我觉得自己是个有用的人，有人需要我	□	□	□	□
* 18. 我的生活过得很有意思	□	□	□	□
19. 我认为如果我死了，别人会生活得好些	□	□	□	□
* 20. 平常感兴趣的事我仍然感兴趣	□	□	□	□

* 为反向评分题　　总粗分：　　标准分：

附录 3

焦虑自评量表(SAS)

姓名　　　　　性别　　　　　年龄　　　　　编号
诊断　　　　　　　　　　　　日期　　　　　第　　次评定

填表注意事项：下面有二十条文字，请仔细阅读每一条，把意思弄明白。然后根据最近一星期的实际情况在适当的方格里划上"√"，每一条文字后有四个格，表示：1. 没有或很少时间；2. 少部分时间；3. 相当多的时间；4. 绝大部分或全部时间。

序号　题目	1	2	3	4
1. 我觉得比平常容易紧张和着急	□	□	□	□
2. 我无缘无故地感到害怕	□	□	□	□
3. 我容易心里烦乱或觉得惊恐	□	□	□	□
4. 我觉得我可能将要发疯	□	□	□	□
*5. 我觉得一切都很好，也不会发生什么不幸	□	□	□	□
6. 我手脚发抖、打战	□	□	□	□
7. 我因为头痛、头颈痛和背痛而苦恼	□	□	□	□
8. 我感觉容易衰弱和疲乏	□	□	□	□
*9. 我觉得心平气和，并且容易安静坐着	□	□	□	□
10. 我觉得心跳得很快	□	□	□	□
11. 我因为一阵阵头晕而苦恼	□	□	□	□
12. 我有晕倒发作，感觉要晕倒似的	□	□	□	□
*13. 我吸气、呼气都感到很容易	□	□	□	□
14. 我的手脚麻木和刺痛	□	□	□	□
15. 我因为胃痛和消化不良而苦恼	□	□	□	□
16. 我常常要小便	□	□	□	□
*17. 我的手常常是干燥温暖的	□	□	□	□
18. 我脸红发热	□	□	□	□
*19. 我容易入睡，并且一夜睡得很好	□	□	□	□
20. 我做噩梦	□	□	□	□

*为反向评分题　　　　总粗分：　　　　标准总分：

附录4

田纳西自我概念问卷

提示语：这份问卷的目的是帮助你了解自己。问卷上的每一个题目是在描述你的实际情况，请仔细阅读每个题目，判断该题目所叙述的内容与你的真实情况是否相同，并在相应的选项上打“√”，评分按照“完全不相同、大部分不相同、部分相同部分不同、大部分相同、完全相同”程度，采取1～5级评分制，总共有70个题目，请每题都答，不要遗漏。

序号 题目	1	2	3	4	5
1. 我的身体健康	□	□	□	□	□
2. 我喜欢经常保持仪表整洁大方	□	□	□	□	□
3. 我举止端正，行为规矩	□	□	□	□	□
4. 我的品德好	□	□	□	□	□
5. 我是个没有出息的人	□	□	□	□	□
6. 我经常心情愉快	□	□	□	□	□
7. 我的家庭幸福美满	□	□	□	□	□
8. 我的家人并不爱我	□	□	□	□	□
9. 我讨厌这个世界	□	□	□	□	□
10. 我待人亲切友善	□	□	□	□	□
11. 偶尔我会想一些不可告人的坏事	□	□	□	□	□
12. 我有时候会说谎	□	□	□	□	□
13. 我的身体有病	□	□	□	□	□
14. 我全身都是病痛	□	□	□	□	□
15. 我为人诚实	□	□	□	□	□
16. 我的道德不坚强，有时想做坏事	□	□	□	□	□
17. 我的心情平静，不忧不愁	□	□	□	□	□
18. 我经常心怀恨意	□	□	□	□	□
19. 我觉得家人不信任我	□	□	□	□	□
20. 我的家人、朋友对我很器重	□	□	□	□	□
21. 我很受别人欢迎	□	□	□	□	□
22. 我很难交到朋友	□	□	□	□	□
23. 有时候我觉得很想骂人	□	□	□	□	□
24. 我偶尔因身体不舒服，脾气变得有点暴躁	□	□	□	□	□
25. 我的身体既不胖，也不太瘦	□	□	□	□	□

续表

序号 题目	1	2	3	4	5
26. 我对自己的外貌感到满意	□	□	□	□	□
27. 我觉得我不太值得别人信任	□	□	□	□	□
28. 我经常觉得良心不安	□	□	□	□	□
29. 我瞧不起我自己	□	□	□	□	□
30. 我对我自己现在的情形感到满意	□	□	□	□	□
31. 我已经尽力去孝顺我的父母	□	□	□	□	□
32. 我觉得我对家人不够信任	□	□	□	□	□
33. 我对自己的社交能力感到满意	□	□	□	□	□
34. 我对自己待人的方式感到满意	□	□	□	□	□
35. 偶尔我会在背后说些别人的闲话	□	□	□	□	□
36. 比赛时,我总是希望赢	□	□	□	□	□
37. 我觉得身体不太舒服	□	□	□	□	□
38. 我对自己身体的某些部分不太满意	□	□	□	□	□
39. 我觉得我的行为合乎我自己的良心	□	□	□	□	□
40. 我对自己的道德行为感到满意	□	□	□	□	□
41. 我觉得我这个人还不错	□	□	□	□	□
42. 我对自己感到不满意	□	□	□	□	□
43. 我不太喜欢我的家人	□	□	□	□	□
44. 我目前与家人所保持的良好关系,我感到满意	□	□	□	□	□
45. 我觉得我在社交方面不够理想	□	□	□	□	□
46. 我觉得我和他人相处得不够理想	□	□	□	□	□
47. 听到黄色笑话,我有时会忍不住笑出来	□	□	□	□	□
48. 我有时会把当天该做的事情拖到第二天	□	□	□	□	□
49. 我的动作时常显得很笨拙	□	□	□	□	□
50. 我很少感到身体不舒服	□	□	□	□	□
51. 我在日常生活中常凭着良心做事	□	□	□	□	□
52. 为了胜过别人,有时候我会使用不正当的手段	□	□	□	□	□
53. 在任何情况下,我都能够照顾自己	□	□	□	□	□
54. 我经常不敢面对难题	□	□	□	□	□
55. 我常和家人发生争吵	□	□	□	□	□
56. 我的行为常无法满足家人的期望	□	□	□	□	□
57. 和陌生人谈话,我觉得困难	□	□	□	□	□
58. 我尽量去了解别人对事物的看法	□	□	□	□	□
59. 我偶尔会发脾气	□	□	□	□	□
60. 我很会照顾自己的身体	□	□	□	□	□
61. 我常常睡得不好	□	□	□	□	□
62. 我很少做不正当的事	□	□	□	□	□

续表

序号	题目	1	2	3	4	5
63.	对我而言,做正当的事或表现良好的行为是有困难的	□	□	□	□	□
64.	我时常没有经过事先考虑就贸然行事	□	□	□	□	□
65.	我遭遇到困难时,都能轻而易举地加以解决	□	□	□	□	□
66.	我很关心我的家人	□	□	□	□	□
67.	我尽量公平合理地对待朋友与家人	□	□	□	□	□
68.	和别人在一起时,常觉得不自在	□	□	□	□	□
69.	我和别人相处得很好	□	□	□	□	□
70.	对于我所认识的人,我并非每个都喜欢	□	□	□	□	□

附录5

美容心理学建议学时安排

章节	教学内容	学时安排		
		总学时	理论	操作
第一章	绪论	2	2	
第二章	美容心理学基础知识	2	2	
第三章	容貌形体审美心理	2	2	
第四章	体像与美容心理	4	4	
第五章	求美动机与行为	2	2	
第六章	美容社会心理	2	2	
第七章	容貌缺陷心理	4	4	
第八章	美容心理评估与咨询	6	4	2
第九章	美容心理障碍的治疗	6	5	1
第十章	人格障碍与美容心理	2	2	
第十一章	美容与神经症	2	2	
第十二章	美容与心身疾病	2	2	
第十三章	美容心理护理	4	4	
		40	37	3

附录 6

主要参考文献

1. 何伦,张逸. 美容心理学. 北京:科学出版社,2006.
2. 何伦. 美容心理学. 北京:人民卫生出版社,2002.
3. 车文博. 心理咨询百科全书. 长春:吉林人民出版社,1991.
4. 沈渔邨. 精神病学. 第 5 版. 北京:人民卫生出版社,2009.
5. 姜乾金. 医学心理学. 第 4 版. 北京:人民卫生出版社,2006.
6. 张渝成. 心理学基础应试指导. 南京:江苏科学技术出版社,2003.
7. 徐俊冕,季建林. 认知心理治疗. 贵州:贵州人民出版社,1999.
8. 黄希庭. 心理学导论. 北京:人民教育出版社,1991.
9. 孟红. 美容心理学. 北京:中国中医出版社,2006.
10. 何伦,方彰林. 美容医学心理学. 北京:北京出版社,1998.
11. 沙莲香. 社会心理学. 北京:中国人民大学出版社,2002.
12. 郑雪. 人格心理学. 广州:暨南大学出版社,2001.
13. 马存根. 医学心理学. 第 2 版. 北京:人民卫生出版社,2005.
14. 车文博. 当代西方心理学新词典. 长春:吉林人民出版社,2001.
15. Phillip L. Rice. 石林,古丽娜,梁竹苑,等译. 压力与健康. 北京:中国轻工业出版社,2000.
16. 悉尼・乔拉德,特德・兰兹曼著. 刘劲,译. 健康人格——人本主义心理学观. 北京:华夏出版社,1990.
17. 沙莲香. 社会心理学. 北京:中国人民大学出版社,2002.
18. 戴维・迈尔斯. 社会心理学. 北京:人民邮电出版社,2006.
19. Tlliot Aronson,Timothy D. Wilson,Robin M. Akert. 侯玉波,等译. 社会心理学. 北京:中国轻工业出版社,2005.
20. 约翰・W・桑特罗克. 吴思为,岳盈盈,赵敏,等译. 心理学和我们. 上海:上海社会科学院出版社,2008.
21. Dennis Coon,John O. Mitterer. 郑钢,等译. 心理学导论——思想与行为的认识之路. 北京:中国轻工业出版社,2007.
22. E. 阿伦森. 社会心理学入门. 北京:群众出版社. 1987.
23. 张明园. 精神科评定量表手册. 长沙:湖南科学技术出版社,1998.
24. 黄子杰. 医学审美心理学. 北京:中国劳动社会保障出版社,2001.
25. 胡佩诚. 医护心理学. 北京:北京医科大学出版社,2002.
26. 钱铭怡. 心理咨询与美容心理咨询. 北京:北京大学出版社,1994.
27. 邓明昱,郭念峰. 咨询心理学. 北京:中国科学技术出版社,1997.
28. 张小乔,樊富珉. 心理咨询的理论与操作. 北京:中国人民大学出版社,1998.
29. 马存根,周郁秋. 医学心理学. 第 2 版. 北京:人民卫生出版社,2006.
30. 斯蒂芬,吉利根. 艾瑞克森催眠治疗理论. 北京:世界图书出版公司,2007.
31. 马如梦,郭树忠,苗丹明,等. 美容受术者自我体像与人格的相关性研究. 中国美容医学,2006,15(2):205-207.

32. 刘晨，奕杰，丛中，等. 整形美容外科手术对受术者体像影响的初步研究. 中国美容医学，2008，17(4)：578-581.
33. 高亚兵，骆伯巍. 论青少年学生的体像烦恼. 浙江教育学院学报，2007，11(6)：28-32.
34. 潘晓红，徐群英，姚彦，等. 青春期少女自我体像及相关问题调查. 中国心理卫生杂志，2002，16(8)：542-544.
35. 朱武，杜乾君，易运连，等. 女性减肥者的体像问题与社会支持及性格的关系. 中国心理卫生杂志，2005，19(3)：149-151.
36. 王小玲，何伦. 容貌缺陷心理研究. 中华医学美容杂志，1996，2(3)：144-146.
37. 高亚兵，彭文波，骆伯巍，等. 大中学生体像烦恼与自尊的相关研究. 心理科学，2006，29(4)：973-975.
38. 何伦. 精神医学与心理治疗对美容医学的意义和作用. 实用美容整形外科杂志，2000，11(5)：230.
39. 姜会庆. 整形美容的心理学相关问题分析. 医学研究生学报，2006，19(8)：673.
40. 孙彤. 整形美容手术前的谈话模式探讨. 中国医学美学美容杂志，1995，3：115-117.
41. 姜琳，任军，曾丽梅. 协调医疗美容医患关系的思考. 中华医学美学美容杂志，2003，4：236-237.
42. 吕磊，马少林，尹奇中，等. 美容整形受术者心理研究进展. 现代生物医学进展，2006，6：135-138.
43. 黄晓群，张华，孙梅花，等. 整形美容受术者心理特点及护理体会. 职业与健康，2008，3(24)：4-5.
44. 吴文娟. 整形美容受术者的心理护理. 西南医学杂志，2008，10(2)：53-54.
45. 朱希山，唐胜建，王少华，等. 美容患者的心理分析及对策. 中国美容医学，2006，6(15)：6-7.
46. 杨勇，李燕，林子豪，等. 美容外科实践中的心理学定势浅谈. 中华整形烧伤外科杂志，1996，2(3)：222-223.
47. 黄悦. 神经性厌食症的心理干预. 中国心理卫生杂志，2007，21(10)：721-723.
48. 李桂霞，路云环. 银屑病患者社会心理因素调查及心理干预. 护理研究，2006，20(10)：2649-2651.
49. 刘彬，吴宏娟. 斑秃发病的心理社会因素与人格特征分析. 南京医科大学学报，2004，24(4)：421-422，426.
50. Trcka J，Kunz M. Functional genome and proteome analyses of cutaneous autoimmune diseases. Curr Pharm Des，2006，12(29)：3787-3798.
51. 郭红卫，郝飞. 斑秃的基因组学研究进展. 国际皮肤性病学杂志，2009，35(5)：321-323.
52. 邓贵姣，徐红专. 心理护理中正确应用暗示疗法的体会. 中国实用医药，2006，1(6)：118-119.
53. 陆志军. 心理护理对78例损容性痤疮患者心理状态的观察. 中国美容医学，2008，17(6)：924-925.
54. 鲍作臣. 中医心理疗法辅助中药治疗斑秃的研究. 现代生物医学进展，2006，6(7)：78-80.
55. 许又新. 神经症. 第2版. 北京：北京大学医学出版社，2008.
56. 袁国桢，李香. 社交焦虑障碍研究新进展. 国外医学精神病学分册，2000，27(4)：230-233.
57. 洪秀园，林惠燕，陈秀梅. 广泛性焦虑症患者的心理干预措施及效果. 护理实践与研究，2008，5(7)：3-4.
58. 张俊玲. 疑病症的临床表现、病因及心理治疗方法. 中国社区医师，2007，23(24)：50-51.
59. 陈风华. 王小平. 躯体变形障碍的诊断和治疗. 国外医学精神病学分册，2000，27(1)：34.